Christine Stead

Aromatherapie

Heilen mit ätherischen Ölen

Econ & List Taschenbuch Verlag

Veröffentlicht im Econ & List Taschenbuch Verlag
Der Econ & List Taschenbuch Verlag ist ein
Unternehmen der Econ & List Verlagsgesellschaft, München
17. Auflage 1999
© 1987 by Econ Verlag GmbH, Düsseldorf
© 1986 by Christine Stead
First published in the UK 1986 by Javelin Books, Linke House,
West Street, Poole Dorset BH 15 1 LL
Titel des englischen Originals: The Power of Holistic Aromatherapy
Aus dem Englischen übersetzt von: Jutta Hein
Umschlagkonzept: Büro Meyer & Schmidt, München – Jorge Schmidt
Titelkonzept und Umschlaggestaltung: Petra Soeltzer, Düsseldorf
Titelabbildung: EMU / Okapia
Die Ratschläge in diesem Buch sind von Autorin und Verlag sorgfältig erwogen
und geprüft; dennoch kann eine Garantie nicht übernommen werden. Eine
Haftung der Autorin bzw. des Verlages und seiner Beauftragten für Personen-,
Sach- und Vermögensschäden ist ausgeschlossen.
Druck und Bindearbeiten: Ebner Ulm
Printed in Germany
ISBN 3-612-20634-6

Ich habe Anita Lawrence für die Zeichnungen zu danken.

Für Frank, der mir geduldig zuhörte, wenn ich Seite für Seite des Manuskripts laut vorlas; und für Trish, die mir viel von ihrem Wissen, ihrem Humor und ihrer Liebe gab.

Inhalt

Einleitung	9
1. Die ganzheitliche Methode	12
Geist	13
Körper	15
Essen und Trinken	16
Bewegung	23
Licht	24
Frische Luft	27
Tiefes Atmen	28
Das vollständige Atmen	28
Psyche	29
Tiefe Entspannung	30
Meditation	32
Schlaf	33
Die Teile, die das Ganze ausmachen	35
Zusammenfassung	36
2. Über ätherische Öle	37
Wie ätherische Öle gewonnen werden	38
Die Eigenschaften der ätherischen Öle	40
Der Geruchssinn und die ätherischen Öle	41
Parfum-Präferenzen	44
Absorption über die Haut	45
Ätherische Öle und Hormone	47
Haltbarkeit der ätherischen Öle	49

INHALT

3. 25 ätherische Öle 50

4. Der Gebrauch ätherischer Öle 86
Massage 86
»Massage« der Aura 107
Bäder 113
Kompressen 115
Inhalationen 116
Gesichtsdampfbäder 117
Innere Anwendung 117
Hautpflege 118
Parfüms 123
Aromatherapie bei Schwangerschaft und Geburt 126
Babys und Aromatherapie 128
Kinder und Aromatherapie 130
Ältere Menschen 131

5. Therapeutische Mischungen und Rezepte 133
Badeöle 135
Massage- und Gesichtsöle 138
Sonnenöle 138
Grundcreme 139
Grundsalbe (Pomade) 140
Gesichtswasser 141
Rasierwasser 142
Haarwasser 142
Mundwasser 143
Masken 144

6. Heilmittel bei häufigen Beschwerden 146

Sachregister 232

Einleitung

Die Aromatherapie ist eine ästhetische Heilkunst, bei der ätherische Öle eingesetzt werden. Sie werden aus verschiedenen Teilen aromatischer Pflanzen und Bäume gewonnen und sollen die Gesundheit des Körpers und die Ausgeglichenheit des Geistes fördern. Die Wurzeln dieser Kunst reichen zwar weit in die ägyptische Frühzeit hinein, aber ihre Prinzipien haben bis heute ihre Gültigkeit behalten. Die moderne Aromatherapie greift zurück auf die Erfahrungen und das Wissen verschiedener alter Heilmethoden; dazu gehören die Lehre von den Reflexen, Shiatsu und andere Massagetechniken; sie berücksichtigt auch die Erkenntnisse, die wir den Pionieren des 20. Jahrhunderts verdanken.

Die Aromatherapie kann ein Bestandteil einer ganzheitlichen Heilmethode sein, aber sie steht auch als eigene, vorbeugende Therapie. Sie vermittelt Freude mit Hilfe der Sinne; angesprochen werden der Tastsinn (Massage), der Geruchssinn (duftende Öle), der Gesichtssinn (angenehme Umgebung), manchmal auch der Gehörsinn (sanfte Musik). So trägt diese Methode dazu bei, günstige Bedingungen für Körper, Geist und Seele zu schaffen, damit die Heilung ganz natürlich vonstatten gehen kann.

Es ist das Ziel dieses Buches, die Aromatherapie auf ein-

EINLEITUNG

fache Weise zu erklären; es will ein Leitfaden für alle jene sein, die diese Kunst als Hilfe benutzen wollen, um Gesundheit und Vitalität für sich selbst und in der Familie zu fördern. Natürlich kann die Kunst des Massierens nicht ausführlich erklärt werden, aber die einfachen, in Kapitel 4 beschriebenen Techniken reichen für alle aus, die die Aromatherapie als ein Mittel zur Selbsthilfe einsetzen wollen.

Ich habe mich entschlossen, den ganzheitlichen Weg zu beschreiten, was bedeutet, den Blick mehr auf Vorbeugung und mögliche Ursachen der Beschwerden zu richten, statt den Versuch zu machen, die Symptome zu unterdrücken. Kapitel 1 dreht sich um dieses Konzept, und ich empfehle jedem Leser mit allem Nachdruck, sich zunächst gründlich damit zu befassen, bevor er zu Kapitel 6 übergeht, in der einzelne Beschwerden behandelt werden.

Wo es sich anbietet, schlage ich weitere ergänzende Theorien wie z. B. Yoga oder Reflexzonenmassage vor; sie verstärken die Behandlung mit den ätherischen Ölen. Die einzige Therapie, die sich nicht sonderlich gut mit der Aromatherapie verträgt, ist die Homöopathie. Leider können die kräftigen Düfte der ätherischen Öle den homöopathischen Mitteln entgegenwirken, sogar dann schon, wenn sie nur zusammen gelagert werden. Wenn Sie also homöopathische Mittel nehmen, vor allem bei chronischen Erkrankungen, vermeiden Sie jeglichen Kontakt mit ätherischen Ölen, auch ihren Geruch, bis Ihnen Ihr Homöopath wieder grünes Licht gibt.

Die Aromatherapie wurde in den zwanziger Jahren unseres Jahrhunderts zuerst in Frankreich angewandt, Mitte der siebziger Jahre gewann sie vor allem in Großbritannien, in der Schweiz und in Norwegen an Populari-

EINLEITUNG

tät. Vielleicht haben wir jetzt endlich die letzten Schleier des Geheimnisses gelüftet, und es zeigt sich, daß die Aromatherapie eine der besten Behandlungsmethoden ist, um die schädlichen Folgen von Streß zu bekämpfen. Streß ist für eine große Zahl von Erkrankungen in unserer Zeit voller Hetze, Hochtechnologien und emotionaler Unruhe verantwortlich. Möge die Kunst dieser Therapie wachsen und gedeihen und in unser aller Leben wieder die einfache Schönheit und Stille der Natur hineintragen.

Wichtiger Hinweis
Die Informationen und Vorschläge in diesem Buch sind als Leitlinien gedacht. Der Leser ist gut beraten, die Hilfe von qualifizierten Heilpraktikern oder Ärzten in Anspruch zu nehmen, wenn er Medikamente nimmt oder unter langwierigen Gesundheitsbeschwerden leidet.

1. Die ganzheitliche Methode

> »Die Heilung eines Teils sollte nicht ohne die Behandlung des Ganzen versucht werden, und es sollte kein Versuch gemacht werden, den Körper ohne die Seele zu heilen; wenn es also Kopf und Körper gut gehen soll, muß man damit beginnen, die Seele zu heilen; das ist das erste ... Denn das ist der große Irrtum unserer Zeit bei der Behandlung des menschlichen Körpers, daß die Ärzte die Seele vom Körper trennen.«
> *Platon*

Diese Worte schrieb Platon vor mehr als 2000 Jahren, aber es könnte genausogut eine Beschreibung der Situation sein, wie sie sich heutzutage darstellt. Einige von uns fangen gerade an, die Augen zu öffnen, und sie entdecken die Weisheit dieser alten Worte wieder. Mit unserem neu gewonnenen Wissen haben wir das Wort ›holistisch‹ (ganzheitlich) geprägt und fassen damit unser Konzept zusammen.

Das Wort ›holistisch‹ geht zurück auf den griechischen Begriff ›holos‹, was ganzheitliches Heilen bedeutet. Bei der ganzheitlichen Heilung wird der gesamte Mensch — Körper, Geist und Seele — betrachtet. Bei allen Schulen der Naturheilverfahren, zu denen auch die Aromatherapie gehört, lautet das wichtigste Grundprinzip, daß der Körper sich selbst heilt, wenn er eine Gelegenheit dazu bekommt. Das wird erreicht durch vernünftige Ernährung, angemessene Bewegung, Sonne, frische Luft und vor allem durch tiefgehende Entspannungstherapie oder vielleicht auch Meditation; damit werden die schädlichen Wirkungen des unvermeidlichen Alltagsstreß gemildert, und den möglicherweise gefährlichen Folgen negativer Empfindungen entgegengewirkt. Körper und Geist sind eng miteinander verbunden; was auch immer den einen beeinflußt, wirkt auch auf den anderen. Also ist eine positive geistige Einstellung lebenswichtig, denn ohne sie ist eine gute Gesundheit vergänglich.

Geist

Der Gedanke, daß der Zustand unseres Geistes und unserer Seele einen Einfluß auf unsere körperliche Gesundheit hat, gewinnt auch in konservativen Medizinerkreisen immer mehr an Boden. Es gibt beispielsweise eine sogenannte »Krebs-Persönlichkeit«. Solche Menschen geben mehr, als sie nehmen; sie neigen dazu, ihre Gefühle zu verbergen und ihre Wünsche zu unterdrücken, nur um anderen zu gefallen. Die »Migräne-Persönlichkeit« wird vom schlechten Gewissen und von Schuldgefühlen getrieben. Diese Menschen sind Perfektionisten, ehrgeizig, sie arbeiten schwer und sind extrem sauber und ordentlich. Die »Ekzem-Persönlichkeit« ist übersensibel, und — wie das Krebs-Opfer — neigt sie dazu, Gefühle zu unterdrücken. Die »Herzanfall-Persönlichkeit« dagegen ist aggressiv, ungeduldig, ehrgeizig und strebsam.

DIE GANZHEITLICHE METHODE

Der große Psychologe C. G. Jung hat sich mit dem »Symbolismus der Krankheit« befaßt und darüber geschrieben. Er sagt, daß die Form, die eine Krankheit annimmt, eine Spiegelung des geistigen Zustands sein kann. Er führt Beispiele von Übelkeit ohne erkennbaren Grund an, wo sich der Patient unbewußt sagt: »Ich finde diese Situation zum Kotzen«. Ein anderer Patient mit unerklärlichen Beinschmerzen sagt sich: »Ich stehe das alles nicht durch«.

In einem größeren Zusammenhang müssen wir auch die Auswirkungen der schlimmen Ereignisse in der Welt in Betracht ziehen — Umweltschäden durch Verschmutzung von Luft, Boden und Wasser, ebenso die sich rasch ausbreitenden Waldschäden sowie Kriege, Hunger und die atomare Bedrohung. Für manche Menschen können all diese Dinge Grund für große seelische Beunruhigung sein.

Wechselwirkung zwischen Stimmungen und körperlicher Verfassung Der Streß, arm, behindert, schwarz, arbeitslos oder was auch immer zu sein, kann zu Gefühlen von Frustration, Ärger, Groll und Depressionen führen. Solche Emotionen enden fast unausweichlich in einem Zusammenbruch der körperlichen Gesundheit.

Wir erinnern uns fast alle an Zeiten in unserem Leben, in denen wir unter körperlichem und/oder emotionalem Streß gestanden haben und als Folge davon krank wurden. Vielleicht war es nur einfach eine Erkältung, möglicherweise aber auch etwas Ernsthafteres. Zu solchen Zeiten können viele Leute auch unfallgefährdeter sein.

Umgekehrt kann auch unser körperlicher Zustand unsere Stimmungen, Verhaltensmuster und — in Extremfällen — unsere geistige Gesundheit beeinflussen. Bestimmte Formen der Schizophrenie können durch Nahrungsmittelallergien ausgelöst werden, etwa durch allergische Reaktionen auf Koffein, Alkohol oder Lebensmittelzusätze.

Ein Amerikaner, Dr. David Hawkins, war einer der Pioniere bei der Verabreichung von hohen Dosierungen von Vitaminen neben einer Reformkost; beides zusammen trug dazu bei, die Schizophrenie unter Kontrolle zu bekommen. Tausenden von Patienten konnte geholfen werden, dennoch ist die Einstellung der traditionellen Psychiater immer noch skeptisch.

Hyperaktive Kinder sind auch bestimmten Nahrungsmitteln und Lebensmittelzusätzen gegenüber empfindlich, vor allem gegenüber Tartrazin, einer Lebensmittelfarbe. Inzwischen haben Forschungen ergeben, daß der Zustand dieser Kinder sich wesentlich bessert, wenn sie Vollwertkost bekommen, die so weit wie möglich frei ist von chemischen Zusätzen und raffiniertem Zucker.

Körper

Wie alle Heilmethoden ist die Aromatherapie ein Werkzeug, das nur dazu dient, an der Oberfläche zu kratzen und ein paar ärgerliche Beschwerden zu beseitigen, wenn wir nicht weiter in die Tiefe vordringen. Die wahre Heilung kann am Ende nur von innen kommen. Die Aromatherapie wird unsere eigenen, angeborenen Heilungsmechanismen anregen und aktivieren und unseren aufgewühlten Geist beruhigen.

Bevor wir uns mit Einzelheiten der Aromatherapie befassen, müssen wir begreifen, daß jeder einzelne von uns für die eigene Gesundheit verantwortlich ist, und wir müssen beschließen, in unserer Einstellung, unserer Ernährung und in unserer Lebensweise die notwendigen Veränderungen vorzunehmen. Das ist vermutlich nicht so einfach, wie eine Pille zu schlucken, aber der Lohn wird ein Gefühl der inneren Zufriedenheit und eine äußere Ausstrahlung von positiver Kraft sein; und das stellt sich nur ein, wenn wir unsere gesamte Gesundheit ins Gleichgewicht gebracht haben.

Essen und Trinken

Das Thema Ernährung ist emotionsbeladen; es gibt unzählige Streitereien darüber, was eine »ideale Ernährung« ist. Ist Fleisch wirklich gut für uns? Sollte man Vegetarier werden oder sogar keine Butter, Eier oder Milch mehr zu sich nehmen? Oder ist das makrobiotische Prinzip das Ideal? Meine Antwort auf diese Fragen lautet, daß es keine ideale Kost gibt, die für uns alle gleichermaßen gut ist. Wir sind alle sehr verschieden mit unseren unterschiedlichen Bedürfnissen. Was auch immer Sie über Ernährung denken, nach meiner Auffassung gilt als einzige Regel, daß die Kost so frei wie möglich von schädlichen Zusätzen und toxischen chemischen Rückständen, die wir modernen Landwirtschaftsmethoden verdanken, sein sollte.
Es mag relativ leicht sein, Mehl aus biologisch angebautem Getreide zu bekommen, aber bei nicht gespritztem, biologisch gezogenem Obst und Gemüse sieht das schon anders aus, es sei denn, Sie bauen beides selbst an. Und selbst wenn Sie diese Art von Obst und Gemüse in Bio-Läden bekommen können, ist es meistens teuer, also für viele Leute unerschwinglich. Das Beste, was wir augenblicklich tun können, bis die »biologische Revolution« sich überall durchgesetzt hat, ist, Nahrungsmittel zu essen, die ihrem natürlichen Zustand so ähnlich wie möglich sind — also keine Lebensmittel aus Konser-

vendosen oder Packungen, deren Inhalt mit chemischen Zusätzen durchsetzt ist. Mindestens fünfzig Prozent unserer Nahrung sollten rohes oder nur leicht gekochtes Gemüse und Obst sein. Allerdings können ganz junge und sehr alte Menschen Rohes nur schwer verdauen; sie können die notwendigen Nährstoffe in Form von selbstgekochten Gemüsesuppen und zubereitetem Obstpüree bekommen.

Wir sollten Eier von frei laufenden Hühnern kaufen, keine aus den Legebatterien. Sie schmecken nicht nur besser, sie sind auch frei von Antibiotikaresten und anderen chemischen Substanzen, die dem Hühnerfutter zugesetzt werden, damit die armen Tiere »gesund« bleiben.

Nach Dr. Michael Crawford vom Nuffield Laboratory of Comprehensive Medicine haben Eier aus Legebatterien doppelt so viele gesättigte Fettsäuren wie die Eier von frei laufenden Hühnern. Eine Kost mit reichlich gesättigter Fettsäure (meistens Nahrungsmittel tierischen Ursprungs) ist ein Faktor bei Herzerkrankungen. Mal ganz abgesehen von der Gesundheit, der ethische Grund für den Boykott von Eiern aus Legebatterien sollte auch eine Rolle spielen.

Richtige Ernährung schließt ethische Gesichtspunkte mit ein

Das gilt gleichermaßen für die Aufzucht von Geflügel und anderen für unsere Ernährung bestimmten Tieren. Man nimmt diesen Tieren nicht nur Bewegung, Sonne und frische Luft, sondern sie sind häufig auch vollgepumpt mit »therapeutischen« Medikamenten und wachstumsfördernden Hormonen. Die giftigen Überreste dieser Stoffe können schließlich in Ihrem Körper landen. Wenn Sie es bekommen können, dann nehmen Sie also lieber Fleisch von Geflügel und Tieren, die frei herumlaufen.

Molkereiprodukte sind auch nicht gegen chemische

Vergiftung immun. Über infiziertes Weideland beispielsweise können Gifte leicht in die Nahrungskette gelangen, dafür gibt es Beispiele genug.

Fertiggerichte

Die moderne Lebensmittelindustrie kippt noch einmal rund 3000 chemische Substanzen in Nahrungsmittel, die durch Chemie in der Landwirtschaft eigentlich schon verdorben sind. Die meisten dieser Substanzen haben nur einen kosmetischen Wert, sie sollen die Farbe, die Struktur und den Geschmack von abgepackten und konservierten Lebensmitteln »verbessern«. Aber keine dieser Substanzen wurde im Zusammenhang mit den anderen daraufhin überprüft, wie sie gemeinsam auf Körper und Seele wirken. Niemand denkt viel darüber nach, wie weit sich die Wirkung dieser Substanzen verstärkt, wenn sie über eine längere Zeit geschluckt werden, oder ob die Zusätze, die heute als ungefährlich gelten, das auch morgen noch sein werden. Lebensmittelzusätze werden oft in Tierversuchen getestet, nicht an Menschen. Aber die Physiologie eines Tiers ist ganz anders als unsere. Nehmen Sie Carrageenate als Beispiel: Für uns sind sie ein harmloses Geliermittel, aber es hat sich herausgestellt, daß sie bei Meerschweinchen im Versuch eitrige Darmentzündungen hervorrufen können.

Lebensmittelzusätze schaffen noch ein weiteres, weniger bekanntes Problem: sie belasten Leber und Nieren, weil diese die Substanzen abbauen müssen. Wir sollten alle versuchen, Lebensmittelzusätzen so weit wie möglich aus dem Weg zu gehen. Und Menschen, die unter Allergien, Arthritis, Nierensteinen oder Infektionen der Harnwege leiden, sollten sie meiden wie die Pest.

Zucker

Den meisten Menschen ist inzwischen klar, daß Zucker zum einen unsere Zähne zerstören und zum anderen dick machen kann; aber in ihm stecken noch mehr Gefahren.

1. Die Verdauung von raffiniertem Zucker ist nur möglich mit Hilfe von alkalisierenden Mineralstoffen und vielen Vitaminen der B-Gruppe. Zucker enthält diese Substanzen nicht, also müssen sie den Körperreserven entzogen werden, hinterlassen also einen Mangel.
2. Zucker erhöht die Menge der Harnsäure im Blut, und das kann zu Gicht führen.
3. Übermäßiger Zuckerkonsum steht im Zusammenhang mit Arterienerkrankungen, die wiederum zu Herzbeschwerden führen.
4. Zucker kann zu hohem oder zu niedrigem Blutzucker führen, und es kann sich schließlich Diabetes entwickeln.
5. Zucker kann süchtig machen. Wenn wir Zucker zu uns nehmen, steigt der Glucose-Spiegel im Blut schnell. Die Bauchspeicheldrüse reagiert darauf, indem sie mehr Insulin ins Blut abgibt, um den normalen Blutzuckerspiegel wiederherzustellen. Wenn wir Zucker nehmen, merken wir als erstes, daß es uns schnell besser geht, aber sobald der Blutzuckerspiegel wieder ausgeglichen ist, bekommen wir Hunger, wir sind niedergeschlagen und wollen mehr Zucker haben. Viele Anhänger der Vollwertkost glauben, daß brauner oder Rohzucker besser ist als weißer; aber leider ist dieser genauso schädlich. Er enthält wohl Spuren von Mineralien und Vitaminen, die in der Zuckerrübe oder im Zuckerrohr vorkommen, aus dem der Zucker hergestellt wird, aber er ist und bleibt

eine stark raffinierte Substanz und kann dieselben Stoffwechselstörungen hervorrufen wie weißer Zukker. Der einzige kleine Vorteil, den der Rohzucker gegenüber dem weißen hat, liegt darin, daß er sehr grob ist und einen kräftigen Geschmack hat, und deshalb essen wir vermutlich automatisch weniger davon.

Verwenden Sie Honig statt Zucker Honig, in kleinen Mengen, ist eine sehr viel gesündere Alternative zum Zucker. Honig enthält zwei einfache Zuckerformen, Glucose und Fructose, die leicht verdaulich sind. Bei Fructose ist kein Insulin zur Absorption notwendig, daher dürfen auch Diabetiker etwas Honig essen. Honig wird seit Jahrtausenden verzehrt, weil er gut schmeckt und weil er heilt. Und er wirkt auch nicht ganz so zerstörerisch auf die Zähne wie Zucker, wenn er sparsam verwendet wird. Archäologische Funde zeigen, daß es in früheren Zeiten ziemlich selten Zahnverfall gab, obwohl unsere Vorfahren Honig aßen.

Alkohol

Mäßiger Alkoholgenuß, beispielsweise ein Glas Wein am Tag, kann der Gesundheit guttun. Er trägt zur Verdauung bei, weil er die Absonderung von Verdauungssäften anregt. Übermäßiger Alkoholkonsum dagegen kann dieselben Stoffwechselstörungen verursachen wie Zucker; und schließlich schädigt er die Leber. Während der Schwangerschaft sollte man am besten ganz auf Alkohol verzichten.

DIE GANZHEITLICHE METHODE

Tee, Kaffee und Cola-Getränke

In einer gesunden Kost sollten diese Getränke überhaupt nicht vorkommen. Sie enthalten alle Koffein — ein süchtig machendes Anregungsmittel, das auf das zentrale Nervensystem wirkt —, und Oxalsäure, die die Nieren schädigen kann und dem Körper Calcium entzieht. Kaffee kann für die Nieren noch schädlicher sein als die anderen Getränke, denn er ist harntreibend und besonders gefährlich für Menschen, die unter Blasenreizungen oder einer Vergrößerung der Prostata leiden. Koffeinfreier Kaffee ist in kleinen Mengen erlaubt, aber er enthält immer noch die Oxalsäure, die für die Nieren nicht gut ist.

Der Zusammenhang zwischen der Aufnahme von Koffein und Angstsymptomen ist nachgewiesen. Wenn es Ihnen schwerfällt, ganz auf Getränke mit Koffein zu verzichten, dann beschränken Sie sich wenigstens auf drei kleine Tassen pro Tag.

Zwölf Schritte zu einer gesünderen Ernährung

Das Folgende ist eine allgemeine Anleitung zu einer ausgewogenen Ernährung, wie sie viele Ernährungsfachleute empfehlen. Lebensmittelallergien werden hier allerdings nicht berücksichtigt — manche Menschen sind allergisch beispielsweise gegen Molkereiprodukte oder Weizen; es stellt sich hier auch nicht die Frage, ob Sie tierische Nahrung ganz allgemein ablehnen. Die zwölf Punkte wollen sinnvolle Richtlinien sein, die den individuellen Bedürfnissen angepaßt werden können. Setzen Sie sich als Ziel, Ihre Kost über einen Zeitraum von sechs Monaten schrittweise umzustellen. Drastische Veränderungen von einem Tag auf den anderen werden mit

Kleine Schritte führen zum gewünschten Erfolg

ziemlicher Sicherheit mit Verdauungsproblemen enden.

1. Kaufen Sie möglichst biologisch angebaute Nahrungsmittel. Aber ärgern Sie sich nicht, wenn das nicht klappt.
2. Essen Sie mehr Vollkornbrot und andere Nahrungsmittel, die reich an Ballaststoffen sind wie beispielsweise getrocknete Bohnen, Linsen, Nüsse, Hafer, braunen Reis und andere Vollkorn-Getreideprodukte.
3. Essen Sie reichlich frisches Obst und Gemüse, am besten nicht geschält, aber natürlich gut gesäubert. Essen Sie es roh als Salate oder nur leicht gegart.
4. Schränken Sie den Fettverbrauch ein, vor allem von Fetten tierischen Ursprungs wie Schmalz, Talg, Butter, Sahne, Vollfettkäse. Nehmen Sie stattdessen kleine Mengen an kaltgepreßtem Öl; das kann Oliven-, Sesam-, Mais- oder Sojaöl sein.
5. Süßen Sie Ihre Speisen sparsam mit Honig oder Melasse oder etwas großzügiger mit getrockneten Früchten wie Datteln, Feigen und Rosinen.
6. Schränken Sie den Salzverbrauch ein und nehmen Sie mehr Kräuter zum Würzen.
7. Kaufen Sie Eier von frei laufenden Hühnern und frei laufendem Geflügel, wenn es irgend geht.
8. Wenn überhaupt, essen Sie nur einmal in der Woche rotes Fleisch. Essen Sie mehr Fisch, besonders ölhaltigen wie Makrele.
9. Nehmen Sie entrahmte Milch und Käse mit weniger Fettgehalt anstelle der vollfetten Produkte oder ersetzen Sie Milch durch Sojamilch.
10. Vermeiden Sie alle konservierten Lebensmittel in Dosen und Packungen; sie stecken voller chemischer Zusätze.

11. Trinken Sie reichlich Wasser (vor allem Mineralwasser), Kräutertees und verdünnte Fruchtsäfte anstelle von Tee oder Kaffee.
12. Essen Sie langsam in einer angenehmen Umgebung. Es ist wichtig, daß Sie das Essen genießen.

Bewegung

Der menschliche Körper wurde für Bewegung konstruiert. Anders als eine Maschine, die durch den Gebrauch verschlissen wird, werden wir kräftiger, beweglicher und altern langsamer, wenn wir jeden Muskel und alle Gliedmaßen oft benutzen.

Als wir noch ein primitiveres Leben führten, da streckten wir uns, wir gingen, schwammen und kletterten ganz selbstverständlich jeden Tag. Wir trieben nicht bewußt Sport, noch machten wir zusätzlich irgendwelche Übungen, um den Körper gut in Schuß zu halten.

Für mich ist die natürliche Bewegung, die außerdem mehr Freude als Arbeit ist, unendlich viel besser als all diese Geschichten mit Gewichten; diese Sachen sind so belastend, daß einem hinterher von Kopf bis **Körper und Geist** Fuß alles wehtut. Die ganzheitliche Methode **in Harmonie** bedeutet, daß wir Körper und Geist immer in **bringen** Einklang und Harmonie bringen sollten. Wenn Sie es hassen, jeden Tag um den Häuserblock zu joggen, dann lassen Sie es und tun Sie etwas anderes. Warum nicht schwimmen, tanzen, spazierengehen, rudern, paddeln oder bergsteigen oder sonst etwas, das Spaß macht? Hauptsache, Sie bewegen Ihren Körper sinnvoll.

Eine der schönsten Formen kontrollierter Bewegung ist Hatha Yoga. Es dient Körper und Geist und kann individuellen Bedürfnissen angepaßt werden. Die außerordentliche Sanftheit von Yoga macht es oft zu der idealen

Bewegungsform für Menschen, die keine anstrengenden Übungen machen können oder dürfen. Es ist gar nicht nötig, daß Sie kopfstehen oder in verschlungenen Positionen dasitzen, damit es Ihnen guttut. Yoga ist nicht nur natürlich, sondern die Wirkung ist schon zu spüren, sobald Sie mit dem Üben anfangen. Es wäre besser, wenn Sie einen Kursus besuchen, statt es ohne Hilfe aus einem Buch zu lernen. Die Atemübungen, die jede Position begleiten, sind ein wesentlicher Teil der Yoga-Philosophie und werden am besten durch einen erfahrenen Lehrer vermittelt, der die Technik demonstrieren kann und Ihre Fehler korrigiert.
Informieren Sie sich über Kurse in Ihrer Gegend.

Licht

Licht ist genauso ein Nährstoff wie Lebensmittel und Wasser, dennoch ist diese Tatsache nur wenigen von uns bewußt. Es wird von unserem Körper absorbiert und bei vielerlei verschiedenen Stoffwechselprozessen eingesetzt. Künstliches Licht ist allerdings weit schlechter, denn es hat nicht das volle Spektrum der ultravioletten Strahlen wie Tageslicht, und Kunstlicht ist die Ursache von mancherlei Beschwerden bei Menschen, die in geschlossenen Räumen arbeiten. Die häufigsten Beschwerden, die auftreten, wenn Menschen nicht das Licht mit dem vollen Spektrum bekommen, sind Abgeschlagenheit, Kopfschmerzen, Reizbarkeit, Konzentrationsmangel und ein jahreszeitlich bedingter Seelenzustand, den man auch »Winterdepression« nennt.

Auch das Licht ist ein »Lebensmittel«

Licht hat zweierlei Wirkung auf uns: eine direkte Wirkung, die zu einer fotochemischen Reaktion der Haut führt — Bräunung und die Bildung von Vitamin D aus

DIE GANZHEITLICHE METHODE

Ergosterol; und es gibt eine indirekte Wirkung durch Fotorezeptoren in unseren Augen. Die Art und Qualität des Lichts, das in unsere Augen gelangt, kann auf das hormonelle Gleichgewicht und die Körperchemie als Ganzes einwirken und unsere Energie und unser Befinden beeinflussen. Die Fotorezeptoren sind Teil eines Nervensystems, das direkt zum Hypothalamus führt; das ist ein Teil des Zwischenhirns, das zahlreiche körperliche und seelische Reaktionen direkt und indirekt über die Hirnanhangdrüse kontrolliert. Die Hirnanhangdrüse ihrerseits beherrscht das gesamte endokrine System. Dasselbe Nervensystem wirkt auf die Zirbeldrüse, das wenig benutzte »dritte Auge« des Gehirns, von dem man annimmt, daß es an der Bildung von chemischen Substanzen beteiligt ist, die dafür gebraucht werden, Nachrichten zwischen Gehirn und Körper zu übermitteln. In der fernöstlichen Philosophie ist das dritte Auge ein sehr wichtiges Energiezentrum für unsere geistige Entwicklung.

Wenn Sie all dieses an einem schönen Sommertag lesen, denken Sie erst einmal nach, bevor Sie sich sofort in die Mittagssonne stürzen; vergessen Sie nicht, daß ein wenig von der kraftvollen Sonnenenergie guttut, aber ein Zuviel kann der Haut schaden und führt zu vorzeitigem Altern. Deswegen bringen Sie der Sonne denselben Respekt entgegen, wie es schon unsere Vorfahren taten. Als erstes schützen Sie Ihre Haut vor dem Austrocknen, indem Sie eine gute Feuchtigkeitscreme, ein Sonnenschutzmittel oder das Weizenkeim-Sonnenschutzöl aus den Rezepten in Kapitel 5 auftragen. Beginnen Sie am ersten Tag mit nur zehn Minuten in der Sonne, und dann steigern Sie die Zeit langsam, bis Sie eine halbe oder höchstens eine Stunde in der Sonne sein können, ohne daß die Haut verbrennt.

Sonnenlicht sollten Sie maßvoll genießen!

Es gibt keinerlei Grund, die Haut so verbrennen zu lassen, bis sie die Farbe von Mahagoni hat. Es ist sogar so, daß eine sehr tiefe Bräunung dem Körper lebenswichtige Nährstoffe entziehen kann, vor allem Vitamin C und den B-Komplex. Menschen mit sehr heller oder empfindlicher Haut können vielleicht gar kein Sonnenbad nehmen. Aber auch sie werden die belebende Wirkung der Sonne spüren, selbst wenn sie von Kopf bis Fuß in dünne Baumwollgewänder gehüllt sind, die immer noch ausreichend ultraviolette Strahlen durchlassen, ohne daß die Haut verbrennt.
Von den Morgenstrahlen sagt man, daß sie voller prana (Lebenskraft) stecken und für die Gesundheit am besten sind. Auch nach wissenschaftlichen Maßstäben sind die längeren ultravioletten Strahlen vor 12 Uhr mittags und nach 4 Uhr nachmittags weniger gefährlich und verbrennen die Haut weniger. Nehmen Sie an heißen Sommertagen also Ihr Sonnenbad sehr früh oder sehr spät am Tag.
Im Winter ist es sogar noch wichtiger, mindestens eine Stunde am Tag nach draußen zu gehen. Erstaunlicherweise hat sich bei weißen Menschen die Haut an Händen und Gesicht so entwickelt, daß sie besonders gut ultraviolette Strahlen aufnimmt. Schon 20 Minuten reichen aus, um die Mindestmenge an Vitamin D aufzunehmen, die der Mensch für einen Tag braucht. Dunkelhäutige Menschen brauchen allerdings sehr viel mehr als 20 Minuten Licht, um die ausreichende Menge an Vitamin D zu bekommen.

Frische Luft

Auch Luft ist wie Licht ein Nährstoff und so lebenswichtig, daß der Mensch nur wenige Minuten ohne Luft leben kann. Wir wissen alle, wie wichtig Sauerstoff für die Lungen und den gesamten Organismus ist, aber nur wenige von uns denken daran, daß auch die Haut Luft als Anregung für ihr normales Funktionieren braucht. Manchmal wird die Haut auch die »dritte Lunge« genannt. Vielleicht kennen Sie die schreckliche Geschichte von dem kleinen Jungen, der für eine Karnevalsveranstaltung von Kopf bis Fuß mit einer Substanz auf Metallbasis angestrichen wurde; er starb dann an Atemversagen.
Die meisten Menschen bedecken ihren Körper mit Kleidung aus synthetischen Fasern, die wenig luftdurchlässig sind und den natürlichen Stoffwechsel der Haut behindern. Im Idealfall sollte Kleidung aus Baumwolle oder anderem natürlichen Gewebe hergestellt sein, beispielsweise Wolle oder Leinen, denn sie sind luftdurchlässig und lassen den Schweiß abziehen.
Saubere Luft ist heutzutage selten geworden, vor allem wenn wir in Städten leben. Wann immer es möglich ist, fahren Sie ans Meer und atmen Sie die frische Seeluft ein. Sie ist voller negativer Ionen, die für ein Gefühl des Wohlbefindens sorgen. Die klare, frische Bergluft ist vielleicht das Wohltuendste überhaupt. Aber verzweifeln Sie nicht gleich, wenn Sie weit entfernt von Meer und Bergen wohnen; machen Sie jeden Tag einen Spaziergang in einem Park in Ihrer Umgebung und möglichst viele Ausflüge aufs Land; atmen Sie tief durch.
Die köstlichen Augenblicke, wenn Sie den Duft von Gras, Bäumen und Blumen einatmen, lassen einen unruhigen Geist wieder zur Harmonie finden.

Tiefes Atmen

Viele von uns atmen flach. Wir benutzen nur den oberen Teil der Lungen, was bedeutet, daß toxische Rückstände nicht entfernt werden. Als Folge davon wird dem Blut viel von dem Sauerstoff vorenthalten, den es zur Versorgung des Körpergewebes braucht. Wir fühlen uns dann lustlos und können keinen klaren Gedanken fassen. Gleichzeitig verhindert der Sauerstoffmangel die Assimilation der Nährstoffe aus der Kost, die wir zu uns nehmen.

Alte orientalische Philosophien wie Yoga kennen die Bedeutung des tiefen Atmens für die Erhaltung der Gesundheit. In der Yoga-Philosophie glaubt man, daß spezielle Atemtechniken eine ätherische Kraft, prana genannt, aus der Luft ziehen können. Prana wird mit der Luft aufgenommen und kann auch auf andere Weise absorbiert werden, besonders über die Haut. Es lädt den gesamten Organismus wieder auf: der Körper wird mit Vitalität erfüllt, die Klarheit des Denkens wird erleichtert, und gleichzeitig kommt der Geist zur Ruhe.

Das vollständige Atmen

Das »vollständige Atmen« ist eine der einfachsten Methoden, um den wirkungsvollen Einsatz der Lungen zu erlernen; es ist auch eine Hilfe für alle, die unter Beschwerden der Atemwege leiden, etwa unter Heuschnupfen, Asthma, Bronchitis usw.

1. Suchen Sie sich einen ruhigen, gut gelüfteten Raum und legen Sie sich auf den Boden oder ein hartes Bett. Die Arme liegen ein paar Zentimeter seitlich neben dem Körper, die Handflächen zeigen nach unten.
2. Schließen Sie die Augen, fangen Sie an, ganz lang-

sam durch die Nase zu atmen. Dehnen Sie den Bauch etwas aus, dann ziehen Sie die Luft in den Brustkorb. Der Bauch wird automatisch eingezogen, wenn die Rippen sich nach außen bewegen und der Brustkorb sich ausdehnt. Halten Sie den Atem ein paar Sekunden an.
3. Jetzt beginnen Sie, langsam und gleichmäßig durch die Nase auszuatmen, bis der Bauch eingezogen und der Brustkorb entspannt ist. Halten Sie den Atem ein paar Sekunden an, dann wiederholen Sie die Übung zwei- oder dreimal.
4. Jetzt atmen Sie langsam ein wie unter 1., aber dabei heben Sie die Arme über den Kopf, bis die Handrücken den Boden berühren.
5. Halten Sie den Atem 10 Sekunden an, während Sie sich dabei richtig strecken.
6. Atmen Sie langsam aus, und bringen Sie Ihre Arme wieder in die Ausgangsposition. Wiederholen Sie die Übung zwei- oder dreimal.

Psyche

Psyche bedeutet Hauch, Atem oder Seele. Psyche wird auch als der »menschliche Geist« definiert. Zu weiteren Erklärungsversuchen dieses Aspekts unseres Daseins gehören: die Person, die wir »ich« nennen, eine unsterbliche Ganzheit außerhalb der körperlichen Existenz, dennoch unerklärlicherweise an die materielle Form gebunden, oder einfach »Energie«, ähnlich dem elektrischen Strom.

Wie wir die Psyche definieren wollen, ist eigentlich gar nicht so wichtig, aber es hilft, an die Kraft unserer Psyche zu glauben, daß sie die Selbstheilung bewirken kann. Es gibt bestimmte Techniken, mit denen die

Selbstheilungskräfte genutzt werden können: tiefe Entspannungstherapie, Meditation, Yoga, Tai Chi und viele andere.

Tiefe Entspannung

Im Idealfall, wenn wir alle das Glück hätten, jede Woche eine professionelle Massage nach der Aromatherapie zu bekommen, gäbe es weniger Grund, zu zusätzlichen Entspannungstechniken zu greifen. Aber in den Genuß solcher Segnungen durch Massage kommen leider nur wenige von uns.

Regelmäßige tiefe Entspannung oder Meditation sollte ein wichtiger Bestandteil unseres Lebens werden, vor allem für die Menschen, die weit weg von der Natur im Trubel ständiger Aktivität leben und dauernd darum zu kämpfen haben, ihre Termine einzuhalten.

Die folgende Technik basiert auf dem autogenen Training, das zur Selbsthypnose eingesetzt wird. Wie bei der schon beschriebenen Atemübung kann es eine Erleichterung sein, die Anweisungen auf Band aufzunehmen oder jemanden mit einer sanften Stimme zu bitten, sie vorzulesen.

Suchen Sie sich einen ruhigen, gut gelüfteten Raum mit angenehmer Umgebung, in dem Sie niemand stört. Um eine noch schönere Atmosphäre zu schaffen, brennen Sie Ihr Lieblingsräucherstäbchen ab oder sprühen Sie den Raum mit Weihrauchessenz ein.

1. Legen Sie sich auf den Boden, von Kissen gestützt, wenn Sie wollen — eins unter dem Kopf, eins unter den Knien. Oder legen Sie sich auf ein hartes Bett.
2. Schließen Sie die Augen, atmen Sie ein- oder zweimal tief ein und lassen Sie die Luft mit einem tiefen Seufzer wieder heraus.

3. Werden Sie sich jetzt Ihrer Füße bewußt. Sie befehlen ihnen in Gedanken, sich zu entspannen; sagen Sie sich: »Meine Füße sind schwer, schwer und warm, schwer und entspannt; sie versinken im Boden«. Lassen Sie sich genug Zeit, dieses Gefühl zu erleben.
4. Denken Sie jetzt an die Fußgelenke. »Meine Fußgelenke werden schwer, schwer und warm, warm und entspannt ...«
5. Denken Sie jetzt an die Waden. »Meine Waden werden schwer, schwerer und warm, schwer und entspannt; sie versinken im Boden ...«
6. Jetzt die Schenkel. »Meine Schenkel werden schwer, schwer und warm, entspannt und schwer ...«
7. Gehen Sie so mit dem ganzen Körper vor, befehlen Sie jedem Teil schwer, warm und entspannt zu werden. Vergessen Sie nicht die Wirbelsäule, die Hüften, das Gesäß, den Bauch, und denken Sie auch an das Gesicht, die Zunge, die Kiefer und die Augen.
8. Wenn jeder Körperteil schwer, warm und entspannt ist, sagen Sie: »Mein Körper ist ruhig ... und friedlich ... entspannt ... friedlich ... warm ... friedlich ... und entspannt.«

Zuerst werden Sie sich vielleicht ein bißchen albern vorkommen, wenn Sie so mit Ihrem Körper reden, aber nach einiger Zeit wird es immer leichter, innerhalb von Minuten in tiefe Entspannung zu versinken; lassen Sie sich jedoch anfangs gut 20 Minuten Zeit, bis Sie die Technik beherrschen. Wenn ein Körperteil Fürsorge braucht, sei es, daß Sie Kopfschmerzen haben oder unter rheumatischen Schmerzen leiden, bringen Sie durch Gedanken Wärme in den Bereich. Nach einiger Zeit werden Sie dort wirklich Wärme oder ein prickelndes Gefühl spüren.

9. Wenn Sie das spüren, ist es an der Zeit, in den Alltag zurückzukehren. Sagen Sie sich: »Ich stehe jetzt auf und fühle mich glücklich, erfrischt und bereit, dem Tag ins Auge zu sehen.« Öffnen Sie die Augen; nehmen Sie sich Zeit mit dem Aufstehen. Strecken und recken Sie sich richtig, von den Fingerspitzen bis in die Zehen. Rollen Sie sich auf die Seite, und wenn Sie sich dann bereit fühlen, stehen Sie auch auf.

Meditation

Eine der einfachsten Methoden, mit der Meditation zu beginnen, ist die, daß Sie sich beim Ein- und Ausatmen Ihres Atems bewußt werden.

1. Suchen Sie sich einen ruhigen Platz, an dem Sie nicht gestört werden — ein hübsches Zimmer, einen Platz im Garten oder an einem Fluß.
2. Setzen Sie sich auf den Boden. Wenn Sie es bequemer finden, können Sie auch einen Stuhl nehmen. Es besteht kein Grund, in der Lotus-Position dazusitzen, aber es wäre gut, wenn Sie die Beine einfach kreuzen. Sitzen Sie gerade und aufrecht, damit Sie leichter atmen.
3. Schließen Sie die Augen und atmen Sie mehrmals tief durch. Werden Sie sich Ihres Bauchs bewußt, wie er sich bei jedem Atemzug hebt und senkt.
4. Atmen Sie durch die Nase; atmen Sie langsam, aber natürlich. Bei jedem Ausatmen zählen Sie in Gedanken. Atmen Sie ein und aus, zählen Sie »1«, wieder ein und aus, zählen Sie »2« und weiter so bis »10«. Zählen Sie nur beim Ausatmen. Wenn Sie bei 10 angekommen sind, fangen Sie wieder bei 1 an.
   Wenn Sie sich verzählen oder wenn Ihnen Gedanken durch den Kopf gehen, schieben Sie sie sanft

beiseite und fangen wieder bei 1 an. Wie bei allen Entspannungs- und Atmungstechniken gilt auch hier, daß es immer leichter wird, je öfter Sie üben.
5. Nach etwa zehn Minuten hören Sie auf. Richten Sie Ihr Bewußtsein langsam wieder auf die Umgebung. Öffnen Sie die Augen, strecken Sie ihren Körper langsam und stehen Sie auf, wenn Ihnen danach zumute ist.

Schlaf

Schlaf ist der größte Restaurator der Natur. Er macht es uns möglich, beim Denken und bei der Arbeit bis an unsere Grenzen zu gehen. Warum genau wir schlafen und träumen, ist immer noch weitgehend eine Vermutung. Wissenschaftler messen Schlaf und benutzen raffinierte Geräte, um die Gehirnströme zu messen (EEG — Elektro-Enzephalogramm). Schlaf ist kein gleichmäßiger Zustand. Bei normalem Schlaf treten in Zyklen eine Reihe von klar erkennbaren psychologischen Veränderungen auf; Störungen in diesem Muster folgt oft Schlaflosigkeit.

Der Schlaf ist in zwei Hauptphasen unterteilt. Zu der einen gehört eine Verlangsamung der Gehirnaktivität und des Herzschlags. Der Körper erreicht eine tiefe Ebene von traumloser Entspannung. Während dieser Tiefschlafphase setzen die regenerativen Prozesse im Körper ein. Abgenutztes Gewebe wird repariert, Antikörper zur Bekämpfung von Infektionen werden produziert. Darum schlafen wir mehr, wenn wir krank sind.

Die Traumphase des Schlafs nennt man REM-Phase (aus dem Englischen: rapid eye movement — schnelle Augenbewegung). Man kann erkennen, wie sich die Augen unter den Lidern schnell bewegen, wenn die Traumbilder vor uns aufblitzen. Wir träumen häufiger und lebhafter, wenn wir unglücklich sind. Frauen erleben vor dem Einsetzen der Periode verstärkt REM-Phasen, weil sie in dieser Zeit verstärkt unter Stimmungen und Ängsten leiden.

Die Tiefschlaf- und die REM-Phase dauern jeweils ungefähr 90 Minuten, dann wiederholt sich der Ablauf.

Träumen ist lebensnotwendig für innere Harmonie Schlafforscher haben herausgefunden, daß die REM-Phase für die geistige und emotionale Harmonie lebenswichtig ist. Wenn wir mehrere Nächte hintereinander aus der REM-Phase herausgerissen werden, sehnen wir uns verzweifelt nach Träumen. Und wenn wir dann ungestört schlafen dürfen, gleiten wir fast sofort in die REM-Phase und erleben lebhafte Träume oder Alpträume, denn der Körper versucht mit aller Macht, das nachzuholen, was ihm verwehrt wurde. Es scheint dagegen, daß es keine Auswirkungen auf den psychologischen Zustand hat, wenn man Menschen in der Tiefschlafphase stört.

Die notwendige Schlafmenge ist individuell verschieden. Einigen von uns reichen vier bis fünf Stunden pro Nacht, andere brauchen acht oder zehn. Kurzschläfer sind oft unbekümmerte, extrovertierte Menschen, während die Leute, die viel mehr als acht Stunden Schlaf brauchen, häufig introvertiert und kreativ sind. Allerdings, jeder Erwachsene, der jede Nacht zehn und mehr Stunden schläft, leidet vermutlich unter irgendeiner Reaktion auf Streß, und er sollte seine Lebensweise, seine Ernährung und seine Emotionen einmal genauer unter die Lupe nehmen.

Im allgemeinen brauchen wir weniger Schlaf, wenn wir älter werden.

Die Teile, die das Ganze ausmachen

Wenn Sie in irgendeinem der unten aufgeführten Schlüsselbereiche Probleme haben, besteht die Möglichkeit, daß Sie nicht rundherum gesund sind. Viele der genannten Aspekte sind miteinander verbunden, sie sind daher nicht nach Wichtigkeit geordnet; die Liste ist auch keineswegs vollständig.

1. Essen und trinken: zuwenig essen, zuviel essen, ganz allgemein eine unausgewogene Kost, aus welchen Gründen auch immer aus eigener Entscheidung, aus Unwissen, durch Armut.
2. Atmen: Luftverschmutzung, schlechte Haltung, Rauchen.
3. Auswurf.
4. Persönliche Hygiene.
5. Ökologisch und politisch: Frustration.
6. Beweglichkeit.
7. Kontrolle der Körpertemperatur: Problem bei älteren Menschen und bei sehr kleinen Kindern.
8. Kommunikation.
9. Arbeit: Arbeitslosigkeit, streßreiche Arbeit, Langeweile.
10. Beziehungen: Ehe, Familie, Freunde, Kollegen usw.
11. Sexualität.
12. Geld: Armut, Schulden, Habgier.
13. Andere Abweichungen von der Norm (wirkliche oder eingebildete): andere Hautfarbe, Frau sein, geschieden sein, behindert sein, unzufrieden mit der äußeren Erscheinung, Einsamkeit usw.
14. Spiel: keine Erholung, kein Spaß am Leben.
15. Freiheit: Gefängnis.
16. Kreativität/geistige Haltung: kein Betätigungsfeld

für künstlerischen Ausdruck/religiösen Glauben/ humanitäre Ideale.
17. Trennung von der Natur: Unmöglichkeit oder Unwille, die Elemente, Blumen, Bäume zu sehen/ berühren/ riechen oder auf Erde, Gras und Sand zu gehen.
18. Schlaf.
19. Tod: Angst vor dem eigenen Tod, Unfähigkeit, dem Gedanken an Tod oder Verlust ins Auge zu sehen.

Zusammenfassung

Es wäre unrealistisch, dumm, sogar lächerlich, wenn man annehmen wollte, eine gute biologische Ernährungsweise und tägliche Meditation seien die Antwort auf die Probleme des Lebens und wir wären auf diese Weise für den Rest unseres Daseins in einen rosa ätherischen Schleier eingehüllt! Was beides zusammen für uns leisten kann, ist die Reduzierung des unvermeidlichen Alltagsstreß, so daß wir objektiv unsere Probleme betrachten und nach Antworten suchen können. Mit dieser Methode werden wir kleinere Beschwerden schneller los, und wir beugen vielleicht der Entstehung chronischer Krankheiten vor, wie beispielsweise Herzerkrankungen, Bluthochdruck, Diabetes und vielen anderen »Zivilisationskrankheiten«.

Sieht man die größeren Zusammenhänge, so sind Menschen mit einer ruhigen, positiven und einfühlsamen Einstellung zum Leben viel besser ausgerüstet, zur Lösung vieler ökologischer, sozialer und politischer Probleme beizutragen, mit denen die Welt heute zu kämpfen hat.

2. Über ätherische Öle

Ätherische Öle oder Essenzen, wie sie auch genannt werden, sind das grundlegende Rohmaterial der Aromatherapie und der Parfümherstellung. Sie wurden poetisch als »Seele« der Pflanze bezeichnet. Realistischere Leute haben sie mit naturwissenschaftlichen Vergleichen belegt: »Blutversorgung der Pflanze« oder ihre »Hormone«.

Ätherische Öle sind die duftenden, flüchtigen (sie verdampfen leicht), flüssigen Bestandteile duftender Pflanzen. Sie sammeln sich in Spezialzellen oder in Räumen zwischen den Zellen an bestimmten Teilen der Pflanze. Man kann sie in den Blütenblättern (Rose) finden, in den Blättern (Eukalyptus), im Holz (Sandelholz), in der Frucht (Bergamott), in den Samen (Kümmel), in den Wurzeln (Sassafraslorbeer), in dem Wurzelstock (Ingwer), im Harz (Nadelhölzer), im Gummi (Weihrauch) und manchmal auch in mehr als einem Teil der Pflanze. Lavendel beispielsweise liefert je ein ätherisches Öl aus den Blüten und den Blättern. Der Orangenbaum ist besonders interessant, denn er produziert drei unterschiedlich duftende ätherische Öle mit unterschiedlichen therapeutischen Eigenschaften: die Öle stammen aus den Blüten, den Blättern und aus der Schale der Frucht.

ÜBER ÄTHERISCHE ÖLE

Eine Pflanze produziert ätherische Öle für das eigene Überleben: um Wachstum und Fortpflanzung zu beeinflussen, um bestäubende Insekten anzulocken, um Räuber abzuwehren und um sich selbst vor Krankheit zu schützen.

Die Chemie der ätherischen Öle ist kompliziert. Sie enthalten die therapeutischen Eigenschaften der Pflanze in einer konzentrierten Form und kommen nur in winzigen Mengen vor. Zu den aktiven Hauptbestandteilen der Essenzen gehören Säure, Ester, Alkohol, Aldehyde, Phenole, Azeton und Terpene. Einige Pflanzen wurden nach ihren chemischen Hauptbestandteilen benannt: Vanille beispielsweise enthält sehr viel Vanillin, die Geranie enthält Geraniol, und Kampfer findet man im Kampferbaum usw.

Essenzen werden technisch als Öle eingeordnet, sie sind jedoch ganz anders als die gewöhnlichen Pflanzenöle wie Mandel, Soja oder Weizenkeim. Manche haben die Konsistenz von Wasser oder Alkohol, andere sind zähflüssig. Weil sie hochgradig flüchtig sind, hinterlassen sie auf Papier keine bleibenden Flecken.

Wie ätherische Öle gewonnen werden

Die Konzentration von ätherischen Ölen in Pflanzen ist bei warmem Wetter am höchsten, und so ist das auch die beste Zeit für ihre Gewinnung. Aber sie sind oft in den Pflanzenfasern so eingeschlossen, daß eine Destillation der Pflanze notwendig ist, um an sie heranzukommen.

Die klassische Methode ist die direkte Destillation, ein komplizierter Prozeß, der auf der altägyptischen Tontopf-Methode basiert. Pflanzenmaterial wird in den De-

ÜBER ÄTHERISCHE ÖLE

stillierkolben gegeben und in direkten Kontakt mit Wasser gebracht. Das wird erhitzt, der Dampf transportiert die ätherischen Öle in einen Kondensator und dann in ein Trenngefäß. Eine weit wirkungsvollere Methode, die ein mögliches »Verbrennen« des Destillats verhindert, ist die Dampfdestillation. Sie ist der vorher erwähnten Methode ähnlich, nur daß das Pflanzenmaterial nicht mit Wasser in Berührung kommt, sondern nur Dampf darüberströmt. Die neueste Entwicklung ist die Vakuum-Destillation, die bei weit niedrigeren Temperaturen stattfindet und so den feinen Duft der Blume besser bewahrt. Diese Methode schließt die Möglichkeit der Oxidation (Kontakt mit Luft) aus, durch die das Öl ranzig werden könnte. Zwei inzwischen überholte Destillationsmethoden (in vielen Büchern über Aromatherapie und Parfümherstellung noch erwähnt) sind Mazeration (Einsatz von Wärme) und Enfleurage (Kälte). Pflanzenöle oder tierische Fette wurden benutzt, um die ätherischen Öle zu absorbieren, die dann wieder durch Alkohol vom Fett getrennt wurden. Essenzen lösen sich schnell in Alkohol auf, Fett nicht. Der Alkohol wurde später verdampft, und das ätherische Öl blieb zurück. Diese Methode wurde im allgemeinen angewendet, um die Essenzen von Blumen wie Jasmin oder von Orangenblüten zu gewinnen, deren Duft durch die starke Hitze der Destillation zerstört worden wäre. Jedoch haben die hohen Kosten dieser arbeitsintensiven und zeitraubenden Methode zu dem weitverbreiteten Gebrauch von Lösungsmitteln geführt, mit denen die empfindlichen Blütendüfte herausgezogen werden. Die Lösungsmittel werden von dem ätherischen Öl durch Verdampfen getrennt.

Die ätherischen Öle von Zitrusfrüchten sitzen außen in der Schale, also wird das Öl durch einfaches Pressen ge-

Verschiedene Destillationsmethoden

wonnen. Früher wurde das von Hand gemacht, inzwischen gibt es Maschinen, die die Zentrifugalkraft nutzen.

Die Eigenschaften der ätherischen Öle

Alle aromatischen Essenzen haben antiseptische und bakterientötende Eigenschaften. Einige haben auch antibiotische Qualitäten und wirken gegen Viren; Knoblauch ist die kräftigste Essenz. Wenn unsere Ahnen vielleicht auch wissenschaftlich nicht verstanden haben, warum Essenzen Wunden heilen können, Fleisch konservieren (Mumifizierung) und dazu beitragen können, daß sich Infektionen nicht ausbreiten (Desinfektion), die praktische Erfahrung war ihnen Beweis genug für die Wirkung.

Anders als chemische Antiseptika sind ätherische Öle harmlos für das Gewebe, und dennoch sind sie kraftvolle Angreifer auf mikrobische Keime. Dr. Jean Valnet setzte im Zweiten Weltkrieg bei der Behandlung von scheußlichen Kriegsverletzungen ätherische Öle ein. Der Duft der Essenzen überdeckte den Faulgestank von brandigen Wunden, und die Essenzen selbst verlangsamten die Fäulnis.

Ätherische Öle fördern die natürliche Heilung, indem sie die körpereigenen Mechanismen anregen und stärken. Die Essenzen von Kamille und Thymian beispielsweise können die Produktion von weißen Blutkörperchen anregen, die bei der Bekämpfung von Krankheiten helfen.

Anders als pharmazeutische Mittel arbeiten ätherische Öle eher mit dem Körper als gegen ihn. Medikamente haben die Tendenz, Symptome zu unterdrücken, ohne

die Ursache zu beseitigen. Gleichzeitig tragen sie neue Gifte in den Körper hinein, mit denen dieser dann genauso fertigwerden muß wie mit der Krankheit selbst.
Ätherische Öle wirken vielleicht langsamer als härtere Medikamente, aber wenn sie in der richtigen Konzentration angewendet werden, haben sie praktisch keinerlei Nebenwirkungen. Das gilt auch für Kräutermittel, die häufig zusammen mit der Aromatherapie angewendet werden.
Um gerecht gegenüber der Schulmedizin zu sein, es gibt Situationen, in denen gelegentlich Medikamente eingesetzt werden müssen; wenn beispielsweise ein Patient auf natürliche Mittel nicht anspricht, in Situationen, in denen es um Leben und Tod geht, bei Verkehrsunfällen oder bei angeborenen Fehlfunktionen von Organen können Medikamente lebenswichtig sein.

Der Geruchssinn und die ätherischen Öle

Wie Gerüche wahrgenommen werden, das ist ein komplizierter Vorgang. Die folgende Erklärung ist augenblicklich die allgemein akzeptierte Theorie. Duftende Substanzen wie ätherische Öle werfen Moleküle aus, die von den Geruchszellen in der oberen Nase entdeckt werden. Diese Zellen sind spezialisierte Sinnesneuronen, eingebettet in eine Schleimhaut; durch einen einzigen, langen Nervenstrang besteht ein direkter Kontakt zum Gehirn. Jede Geruchszelle hat eine gertenartige Ausdehnung zu der Oberfläche der schleimigen Membrane; diese Ausdehnung endet in einem Büschel von haarähnlichen, hochempfindlichen Strukturen. Bevor ein Duftmolekül entdeckt werden kann, muß es erst im Schleim aufgelöst werden. Reaktionen auf das Duftmolekül werden dann in Form von Impulsen über die Nervenbahnen in den Geruchsbereich des Gehirns entsendet. Weil die »Haarbüschel« in direktem Kontakt mit dem Verursacher des Geruchs stehen und weil die Geruchszellen direkt mit dem Gehirn verbunden sind, hat der Geruchssinn eine nachhaltige und unmittelbare Wirkung.

Direkte Verbindungen zum Gehirn führen zu schneller Reaktion

Das ist so, weil der Geruchsbereich im Gehirn sehr eng mit dem Teil des Gehirns verbunden ist, der mit unseren subtilsten Reaktionen wie Emotionen, Gedächtnis, Sexualtrieb und Intuition befaßt ist. Der Geruchsbereich des Gehirns steht auch in Verbindung mit dem Hypothalamus, einer sehr wichtigen Struktur, die das gesamte Hormonsystem kontrolliert, weil sie die Hirnanhangdrüse selbst beeinflußt.

Daraus können wir schließen, daß jeder Prozeß, der direkte Impulse an das Gehirn abgibt, auch dazu benutzt werden kann, den Körper und die Gefühle zu beeinflussen. So wird beispielsweise der Duft von heißem Essen, vor allem wenn es Kräuter und Gewürze enthält, den Appetit anregen, indem er das Wasser im Mund zusammenlaufen und die Verdauungssäfte fließen läßt.

Gerüche können manchmal Erinnerungen wachrufen. Manche Menschen brauchen nur einmal kurz in der Eingangshalle eines Krankenhauses zu schnuppern, und schon dreht sich für sie die Zeit zurück — sie machen noch einmal eine traumatische Krankenhauserfahrung durch. Sie fangen vielleicht an zu zittern oder es wird ihnen übel.

Andere Düfte wiederum beschwören Erfreuliches wieder herauf, beispielsweise die erste Liebe oder die Besuche bei der geliebten Großmutter, die immer nach Lavendelwasser duftete.

ÜBER ÄTHERISCHE ÖLE

Wenn Sie wissenschaftliche Beweise für die Wirksamkeit der ätherischen Öle wollen, schenken Sie Ihre Aufmerksamkeit einigen Experimenten, die in den letzten Jahren von John Steele (einem amerikanischen Forscher) und Maxwell Cade (einem britischen Biophysiker) durchgeführt wurden. Freiwillige wurden an ein EEG (ElektroEnzephalogramm) angeschlossen, das die Gehirnströme aufzeichnet. Die Wissenschaftler beobachteten die Auswirkungen, wenn verschiedene ätherische Öle auf Watte inhaliert wurden. Jene Öle, von denen man weiß, daß sie das klare Denken anregen (Rosmarin, Basilikum oder Pfefferminz), verursachten mehr Beta-Gehirnströme, die auf aktive Aufmerksamkeit hinweisen. Einige der Blüten-Antidepressiva wie Neroli und Jasmin führten zu mehr Alpha-, Theta-, und Delta-Strömen, was darauf hinwies, daß das »Geschnatter« im Kopf nachließ und der Geist in einen Zustand der Ruhe geriet, der der Meditation schon sehr nahe war.

Aromatherapie und Wissenschaft

Kritiker der Aromatherapie haben darauf hingewiesen, daß der Geruchssinn schnell erschöpft ist, da die Geruchszellen in der Nase bald gesättigt sind und aufhören, den Duft wahrzunehmen, so daß die Wirkungen der Therapie nur kurzlebig sein können. Aber, wie Marguerite Maury und andere hervorragende Experten auf dem Gebiet der Aromatherapie entdeckt haben, die Wirkungen können auch nachher noch einige Zeit anhalten, ob der Duft nun noch wahrnehmbar ist oder nicht. Das mag auch viel mit der Tatsache zu tun haben, daß inhalierte Duftmoleküle die Lungen erreichen und sich aus den Luftbläschen in die umgebenden Blutäderchen verteilen. Von hier aus werden sie in das Blut transportiert und üben eine körperliche Wirkung aus, die der der Kräutermedizin sehr ähnlich ist.

Die schädlichen Wirkungen von manchen Gerüchen (giftige Industriechemikalien) und die Folgen des Klebstoff-Schnüffelns unter Jugendlichen sind Beweise genug, daß Gerüche, wohltuend oder nicht, als Gase in den Körper eindringen und die körperliche und geistige Gesundheit von Menschen und wahrscheinlich auch von Tieren verändern können.

Parfüm-Präferenzen

Jeder Mensch sondert Substanzen, Pheromone genannt, ab, die für den eigenen, individuellen Körpergeruch verantwortlich sind. Keine zwei Menschen riechen vollkommen gleich, aber es gibt Ähnlichkeiten unter den Rassen, und das kann mit der Art ihrer Kost zusammenhängen.

Der Spitzen-Parfümexperte Paul Johnson, ein Engländer, der für eine Firma in der französischen Parfümstadt Grasse arbeitet, hat sich lange Zeit gewundert, daß die Skandinavier und die Japaner Blütenparfüms bevorzugen und gleichermaßen tierische Fixative wie Civette und Moschus (beide werden in der Aromatherapie nicht eingesetzt) ablehnen. Er kam zu dem Schluß, daß es bei aller geographischen Entfernung doch eine Gemeinsamkeit gab, daß nämlich die Menschen viel Fisch essen.

Menschen, die viel Molkereiprodukte konsumieren wie die Holländer, fliegen förmlich auf leichte Blütendüfte, während Moslems, die viel Hammelfleisch und Knoblauch essen, Rosenparfüms bevorzugen. Im Fernen Osten und in den tropischen Ländern, wo die Kost scharf gewürzt ist, lieben die Menschen die schweren tierischen Düfte mit zahlreichen Fixativen.

Emotionen, Erkrankungen, die Pille, hormonelle Veränderungen wie Schwangerschaft und Wechseljahre beeinflussen unseren Körpergeruch und unsere Parfüm-Präferenzen. Das ist auch eine Erklärung dafür, warum wir von bestimmten ätherischen Ölen abkommen und auf einmal die genießen, die wir vorher abscheulich fanden. Wenn wir älter werden, sondert unser Körper andere Pheromone ab, und als Folge davon finden wir das Lieblingsparfüm unserer jungen Jahre einfach scheußlich, wenn wir reifer geworden sind.

In der Aromatherapie gilt: Lassen Sie sich immer von Ihrer Parfümvorliebe leiten. Wir werden instinktiv zu dem Duft eines Öls hingezogen, das zu einem bestimmten Zeitpunkt genau richtig für unsere körperlichen und emotionalen Bedürfnisse ist.

Absorption über die Haut

Viele Menschen glauben, daß die Haut undurchdringlich ist und daß ihre einzige Aufgabe darin besteht, das Blut und die Organe drinnen und das Wasser draußen zu halten. Wenn man solchen Leute sagt, daß die Haut in der Lage ist, ätherische Öle zu absorbieren und sie über die feinen Kapillaren in den Blutkreislauf zu bringen, stößt man auf ein gewisses Maß an Skepsis, wenn nicht auf Gelächter.

Es stimmt, daß Wasser und wäßrige Substanzen nicht über die Haut in den Blutstrom gelangen können, obwohl die oberen Schichten zeitweise etwas Wasser enthalten. Das ist nach einem langen Bad an Ihren schrumpeligen Fingerkuppen gut zu erkennen. René Gattfossé, der »Vater« der modernen Aromatherapie, stellte zweifelsfrei fest, daß die Haut fettige Substanzen absorbie-

ÜBER ÄTHERISCHE ÖLE

ren kann, vorausgesetzt deren Molekularstruktur ist klein genug. Nebenbei bemerkt, um ihre Feinde für immer loszuwerden, benutzten die »schwarzen Hexen« vergangener Zeiten giftige Salben, in denen der Extrakt von Schierling und anderen tödlichen Pflanzengiften enthalten war. Die schrecklichen Wirkungen von toxischen Substanzen, die durch die Haut aufgenommen wurden, sind belegt. Selbst Schulmediziner wenden heute bestimmte Medikamente, besonders Östrogene, trankutan (unter der Haut) an, weil das ungefährlicher ist und das Medikament so leichter absorbiert wird als beim Einnehmen.

Die Haut als größtes Organ des Menschen Die Haut ist ein Zwei-Wege-System, sie kann aufnehmen und absondern. Wenn wir gewürzte Speisen oder Knoblauch essen, ist der Geruch in unserem Atem wahrnehmbar; die Geruchsmoleküle werden mit dem Schweiß auch durch die Poren der Haut abgesondert.

Bei der Absorption über die Haut nimmt man an, daß die ätherischen Öle mit ihrer feinen Molekularstruktur durch die Haarfollikel dringen, die Sebum enthalten; das ist eine ölige Flüssigkeit, mit der die ätherischen Öle eine stoffliche Verwandtschaft haben. Von hier aus verteilen sich die Öle im Blut oder werden von der Lymphflüssigkeit und der die Zellen umgebenden Flüssigkeit aufgenommen und zu anderen Körperteilen transportiert.

Wenn die Haut gesund ist, dauert es nur einige Minuten, bis das Öl absorbiert ist; länger dauert es, wenn unter der Haut viel Fett liegt. Und wenn sie schwitzt, kann die Haut ätherische Öle gar nicht aufnehmen.

Öle, die auf die Haut aufgetragen werden, können auch die darunterliegenden Nerven und Organe beeinflussen. Verschiedene Teile der Haut stehen in Verbindung mit spinalen Nerven. Schmerzen oder Gefühllosigkeit in einem bestimmten Bereich weisen auf eine Funktionsstörung eines Organs oder Körperbereichs hin, der von demselben Nerv versorgt wird. Massagen mit ätherischen Ölen in dem betreffenden Bereich können also auch auf den entsprechenden Nerv wirken. Diese Bereiche nennt man Dermatone.

Zwar werden ätherische Öle manchmal innerlich verabreicht, aber im allgemeinen sind sie wirkungsvoller, wenn sie über die Haut aufgenommen werden. Das gilt auch für das Nachtkerzenöl. Es ist zwar ein eher »festes« Öl und keine flüchtige Essenz, aber anscheinend wirkt es äußerlich angewendet besser bei der Behandlung von hyperaktiven Kindern. Das Einnehmen schlägt nicht immer an, denn die Absorption über den Darm ist bei diesen Kindern beeinträchtigt.

Übrigens hat man auch Vitamine schon äußerlich verabreicht; das geschah bei entlassenen Kriegsgefangenen des Zweiten Weltkriegs die zu krank waren, um sie zu schlucken.

Ätherische Öle und Hormone

Einige ätherische Öle enthalten pflanzliche Hormone (Phytohormone). Fenchel beispielsweise enthält eine Substanz, die in ihrer chemischen Struktur Östrogen sehr ähnlich ist. Sie wird in der Aromatherapie eingesetzt, um Frauen zu helfen, die vor der Menstruation Beschwerden oder Schwierigkeiten mit den Wechseljahren haben. Auch für Antifalten-Hautöl wird diese Substanz benutzt.

Die meisten ätherischen Öle scheinen auf das Hormonsystem indirekt zu wirken. Sie können bei verschiedenen Drüsen Auslöser sein, damit diese dann Hormone abgeben. Manche Öle wirken ausgleichend auf das gesamte Hormonsystem.

Seit Jahrhunderten ist bekannt, daß Pflanzen wie Fenchel und Kümmel den Milchfluß bei stillenden Müttern anregen, während Pfefferminz und Salbei ihn hemmen. Unter den zahlreichen ätherischen Ölen, von denen man weiß, daß sie die Hormonabsonderung ausgleichen oder anregen, sind die folgenden besonders erwähnenswert:

Knoblauch	Knoblauch gleicht die Schilddrüsenabsonderung aus.
Basilikum Geranie Fichtennadel Rosmarin	Basilikum, Geranie, Fichtennadel und Rosmarin regen die Adrenalinabgabe an.
Eukalyptus Wacholder	Eukalyptus, Geranie und Wacholder senken einen zu hohen Blutzuckerspiegel.
Muskatellersalbei Lavendel Ylang-Ylang	Muskatellersalbei, Lavendel und Ylang-Ylang senken Bluthochdruck.
Kampfer	Kampfer und Rosmarin erhöhen zu niedrigen Blutdruck.
Zitrone Ysop	Zitrone und Ysop regulieren den Blutdruck; sie können ihn senken oder anheben.
Zypresse	Zypresse gleicht die weiblichen Sexualhormone aus, was besonders hilfreich in den Wechseljahren ist.
Jasmin Sandelholz Rose Neroli	

Jasmin und Sandelholz helfen bei Impotenz und Frigidität. Man glaubt, daß sie auf die Hormone wirken. Andere »aphrodisierende« Öle wie Rose und Neroli scheinen mehr auf die Gefühlsebene Einfluß zu nehmen.

Wissenschaftler haben zwar versucht, ätherische Öle im Labor zu entwickeln, aber diese Produkte haben nicht dieselbe wohltuende Wirkung. Ihnen fehlen die lebenswichtigen Enzyme und vermutlich zahlreiche andere

Substanzen, die in Pflanzen enthalten sind, aber noch nicht entdeckt wurden. Aber vor allem fehlt ihnen die wesentliche »Lebenskraft«, wie sie nur die Natur hat.

Haltbarkeit der ätherischen Öle

Ätherische Öle verdampfen leicht und werden schnell von Licht und extremen Temperaturen beschädigt; sie vertragen es nicht, lange dem Sauerstoff in der Luft ausgesetzt zu sein. Kaufen Sie Essenzen nur in gut verschlossenen, dunklen Glasflaschen mit einer richtigen Tropfvorrichtung. Nichts ist ärgerlicher als ein wahrer Ölstrom aus der Flasche, wenn man nur einen Tropfen haben will.

Theoretisch halten sich Essenzen über Jahre, aber je öfter Sie die Flasche öffnen, desto leichter kann es zur Oxidation kommen, und das verschlechtert die therapeutischen Eigenschaften des Öls. Wenn ein Öl nicht mehr gut ist, sieht es flockig aus und verändert seinen Duft. Wenn es sorgfältig an einem trockenen, dunklen Platz, weit ab von direkter Wärme, gelagert wird, hält ein Öl mindestens ein Jahr (von einer Ernte bis zur nächsten), ohne daß es irgendwelche Probleme gibt.

Ist ein ätherisches Öl erst einmal für die Massage mit Pflanzenöl verdünnt, verringert sich die Haltbarkeit auf zwei bis drei Monate. Massageöl kann etwas länger halten, wenn man 5 Prozent Weizenkeimöl zu dem Pflanzenöl gibt. Weizenkeimöl wirkt der Oxidation entgegen, und es tut gut bei alternder Haut und bei Narben.

3. 25 ätherische Öle

Die hier beschriebenen ätherischen Öle sind diejenigen, die in der Aromatherapie am häufigsten verwendet werden. Die therapeutischen Haupteigenschaften sind hier zwar aufgeführt, aber schlagen Sie bitte in Kapitel 6 nach, dort finden Sie weitere Einzelheiten und Hinweise auf die Behandlung von bestimmten Krankheiten.

Basilikum, *Benzoe*
Bergamott, Eukalyptus
Fenchel, Geranie
Jasmin, *Kamille*
Knoblauch (Kapseln)
Koriander, *Lavendel*
Majoran
Muskatellersalbei
Myrrhe, Neroli
Orange, *Pfefferminz*
Rose, Rosmarin
Sandelholz, Wacholder
Weihrauch, Ylang-Ylang
Zitrone, Zypresse

Wenn Sie sich einen Grundbestand an wichtigen ätherischen Ölen anlegen wollen, aber nicht wissen, womit Sie anfangen sollen, beginnen Sie mit denen, die *kursiv* gekennzeichnet sind. Wenn Ihre Finanzen es erlauben, können Sie sich zusätzlich eines der Luxusöle wie Jasmin, Rose oder Neroli leisten.

Basilikum
(Ocimum basilicum)

Eine Jahrespflanze, die etwa 1 m hoch wird, mit kleinen gelblichen oder rosafarbenen Blüten. Basilikum ist in Südasien und im Nahen Osten heimisch und wird heute hauptsächlich als Küchenkraut gezogen. Das ätherische

Öl hat eine helle, gelbliche Farbe und wird durch Destillation der Blätter gewonnen. Der Duft ist angenehm würzig, er erinnert entfernt an Gewürznelken.
Basilikum ist in erster Linie ein Nervenberuhigungsmittel — es wirkt lindernd bei geistiger Erschöpfung, Angstgefühlen und nervöser Schlaflosigkeit. Es regt den Appetit an, mildert Blähungen und wirkt schleimlösend. Das Inhalieren des Öls kann, laut Valnet, den Geruchssinn wiederherstellen, wenn er nach chronischem Katarrh und Schnupfen verlorengegangen ist.
Basilikumessenz sollte in kleinen Mengen verwendet werden (1 Tropfen auf 1 oder 2 Teelöffel Pflanzenöl), denn höhere Konzentrationen reizen die empfindlichen Schleimhäute. Auch für ein Bad lösen Sie die Essenz in etwas Öl auf und geben nicht mehr als 2 oder 3 Tropfen ätherisches Öl dazu (zusätzlich können Sie 4 bis 6 Tropfen einer anderen Essenz dazugeben, das verstärkt den Duft).

Anwendung

Bronchitis, Erkältung, Verdauungsbeschwerden, Menstruationsbeschwerden, Keuchhusten

Gefühlsbereich

Schlaflosigkeit auf Grund von nervöser Anspannung und Angstzustände, Hysterie, geistige Erschöpfung

Kombination

Bergamott, Geranie, Neroli

Benzoe
(Styrax benzoin)

Benzoeessenz wird aus dem Harz von Benzoebäumen gewonnen, die vorwiegend auf Java, Borneo und Sumatra wachsen. Sie hat eine sirupartige Farbe und Beschaffenheit (die Essenz bester Qualität ist allerdings viel dünner), der Duft erinnert an Vanille. Wird häufig zum Inhalieren bei Beschwerden der Atemwege verwendet. Benzoe wird oft als Fixativ in der Parfümherstellung benutzt und ist seit Tausenden von Jahren ein klassischer Bestandteil von Weihrauch.

Anwendung

Arthritis, Asthma, Bronchitis, Koliken, Husten, Gicht, Kehlkopfentzündung, Pigmentstörungen der Haut, Hautreizungen, Wunden

Gefühlsbereich

Verletzbarkeit, weil andere Menschen traurig sind. Die Essenz gibt ein Gefühl der Wärme und des Schutzes gegen äußere Einflüsse

Kombination

Rose, Sandelholz, Weihrauch, Myrrhe, Zypresse, Wacholder, Zitrone, Jasmin, Koriander

Bergamott
(Citrus bergamia)

Bergamott-Essenz wird dadurch gewonnen, daß man einfach die Schalen der kleinen, grünlichen Zitrusfrüchte auspreßt, die vor allem in Italien für die Parfümindustrie angebaut werden. Die Essenz hat die Farbe von hellen Smaragden und einen angenehmen Duft wie eine Mischung aus Orangen und Zitronen mit einem leicht würzigen Einschlag.

Bergamott ist ein klassischer Bestandteil des Eau de Cologne (Kölnisch Wasser), es wird zum Würzen des Earl Grey-Tees und als Duftstoff in Sonnencremes verwendet. Die Essenz kann auf Grund eines bestimmten chemischen Bestandteils die Lichtempfindlichkeit der Haut steigern. Wenn Bergamott rein oder in Lösungen, die höher als $^1/_2$ bis 1 Prozent (1 oder 2 Tropfen Essenz auf 2 Teelöffel Pflanzenöl) sind, aufgetragen wird, kann es in der Sonne zu unansehnlichen, braunen Flecken auf der Haut kommen. Vorsichtig in der richtigen Verdünnung angewendet, kann Bergamott jedoch sehr wohltuend bei unreiner und fettiger Haut wirken.

Bergamott gilt als ein hervorragendes Antidepressivum (man muß allerdings den Geruch mögen). Es ergibt ein wunderbares Bade- und Massageöl, das man allein oder mit anderen Essenzen verwenden kann, um Niedergeschlagenheit zu lindern.

Anwendung

Akne, Koliken, Blasenkatarrh, Fieber, Mundgeruch, Verdauungsbeschwerden, fettige Haut, Mandelentzündung

Gefühlsbereich

Depressionen, nervöse Anspannung

25 ÄTHERISCHE ÖLE

Kombination

Lavendel, Geranie, Zitrone, Kamille, Neroli, Koriander, Wacholder, Zypresse, Ylang-Ylang

Eukalyptus
(Eucalyptus globulus)

Vom Eukalyptusbaum gibt es über 300 Arten, von denen manche bis zu 145 m hoch werden. Der Baum ist in Australien zu Hause, aber etwa 50 Arten gibt es rund um das Mittelmeer. Die Essenz ist klar und hat einen Kampferduft; sie wird durch Dampfdestillation der Blätter gewonnen.

Eukalyptus eignet sich hervorragend bei fiebrigen Erkrankungen der Atemwege und bei Erkältungen und Grippe. Die meisten von uns kennen Eukalyptus als Mittel zum Inhalieren, als Einreibemittel oder als Bestandteil von Hustenbonbons. Er hat einen deutlichen Kühleffekt auf den Körper und wirkt gut gegen Viren.

Er ist nicht nur eins der besten Desinfektionsmittel bei Schnitten und Wunden; das Öl hat auch eine harntreibende und desinfizierende Wirkung auf den Harntrakt und hilft bei Blasenentzündung.

Eine interessante Eigenschaft von Eukalyptus wie auch von Geranie und Wacholder ist die Fähigkeit, einen überhöhten Blutzuckerspiegel zu senken; deswegen ist Eukalyptus für Diabetiker wichtig und hilfreich.

Eukalyptus hat eindeutig eine anregende Wirkung auf das Nervensystem, und theoretisch sollte er Menschen helfen, die an körperlicher und seelischer Antriebslosigkeit leiden. Ich habe keine persönlichen Erfahrungen mit Eukalyptus im Gefühlsbereich, aber Valnet schreibt, daß die Essenz bei Erschöpfungszuständen innerlich verabreicht werden kann.

Anwendung

Bronchitis, Verbrennungen, Katarrh, Erkältung, Husten, Blasenentzündung, Diabetes, Durchfall, Fieber, Herpes, Grippe, Weißfluß, Masern, Migräne, Neuralgien, Rheuma, Scharlach, Nebenhöhlenentzündung, Halsentzündung, Hautausschlag, Wunden

Kombination

Zitrone und mit allen zitronenartigen Essenzen (Verbene, Melisse)

Fenchel
(Foeniculum vulgare)
Nicht für Epileptiker — kann einen Anfall auslösen!

Ein Mitglied der Doldenblütlerfamilie, zu der auch Anis, Kümmel und Koriander gehören. Fenchel ist im Mittelmeerraum und im Nahen Osten zu Hause. Die Pflanze mit den kräftig goldgelben Blüten wird bis zu 1,5 m hoch. Die Essenz, die durch Destillation der Frucht gewonnen wird, ist klar und hat einen anisähnlichen Duft.

Fenchel übt eine desinfizierende und entzündungshemmende Wirkung auf die Atemwege und Verdauungsorgane aus. Er hat eine gewisse antitoxische Wirkung und kann nützlich sein, um der Ansammlung von Giften im Körper entgegenzuwirken, etwa bei Gicht und Zellulitis (eine Ansammlung von Flüssigkeit und giftigen Abfallstoffen in den Fettschichten unter der Haut). Er kann auch in manchen Fällen von Fettleibigkeit wirksam sein und wird schon hunderte von Jahren angewendet. Das kann auch wegen seiner harntreibenden Wirkung sein.

Tausende von Jahren wurde Fenchel benutzt, um den Milchfluß stillender Frauen anzuregen.

Ein Wort der Vorsicht: Fenchel kann für Kinder unter sechs Jahren giftig sein, und zwar auf Grund eines bestimmten chemischen Bestandteils; aber in normaler Dosierung ist Fenchel für ältere Kinder und Erwachsene unbedenklich.

Anwendung

Ausbleiben der Periode außerhalb der Schwangerschaft, blaue Flecken, Zellulitis, Koliken, Verstopfung, Blähungen, Gicht, Verdauungsbeschwerden, zuwenig Milch bei Stillenden, unregelmäßige Periode, Appetitlosigkeit, Übelkeit, Fettleibigkeit, Paradentose, Entzündung der Atemwege, Zurückhalten von Urin (Stau), Hautpflege (fettige oder unreine Haut), Infektionen der Harnwege

Kombination

Zitrone

Geranie
(Perlagonium odorantissimum)

Die Pflanze ist in Algerien, Réunion, Madagaskar und Guinea zu Hause. Die Essenz wird aus der ganzen Pflanze destilliert. Sie ist klar oder blaß grün mit einem süßen, erfrischenden Duft. Auf den Körper wirkt sie in erster Linie ausgleichend.

Das Öl stärkt und reinigt Leber und Nieren und ist immer angezeigt, wenn ganz allgemein die Ausscheidungen zu gering sind. Mit Rosmarin zu einem Massageöl gemischt, eignet sich Geranienöl gut zur äußeren Behandlung von Bereichen, in denen sich Flüssigkeit angesammelt hat, beispielsweise bei geschwollenen Gelenken. Oder es wird allein als Bade- oder Massageöl verwendet, wenn es vor der Menstruation zu einem Flüssigkeitsstau kommt. Geranie hat eine anregende Wirkung auf das Lymphsystem und trägt dazu bei, daß überschüssige Flüssigkeit und toxische Abfallstoffe aus dem Lymphsystem entfernt werden.

Geranie hat auch eine ausgleichende Wirkung auf die Hormonproduktion. In den Wechseljahren und bei Spannungen vor Einsetzen der Menstruation ist es ein sehr hilfreiches Öl.

Die ausgleichende Wirkung kann die Talgabsonderung der Haut normalisieren, vor allem bei ungewöhnlich fettiger oder ungewöhnlich trockener Haut. Geranie ist leicht adstringierend, beruhigend und heilend und kann als Ersatz für Rose genommen werden, da Rosenöl sehr teuer ist.

Wie Eukalyptus kann Geranie einen hohen Blutzuckerspiegel senken, daher ist dieses Öl für Diabetiker gut geeignet.

Mein Zahnarzt benutzt Geranienessenz als heilendes Desinfektionsmittel, wenn er einen Nerv aus einem Zahn gezogen hat. Leider werden ätherische Öle von Zahnärzten kaum noch eingesetzt, lieber greifen sie zu synthetischen Ersatzmitteln.

Anwendung

Verbrennungen, Diabetes, Ekzeme (trockene), Flüssigkeitsstau, Zahnfleischentzündung, Läuse, Beschwerden in den Wechseljahren, Ausschlag im Mund, Neuralgien,

Ringelflechte, Schuppen, Hautpflege, Halsschmerzen, Mandelentzündung, Hautausschlag, Wunden

Gefühlsbereich

Geranie hat aufmunternde Wirkungen wie Bergamott. Menschen, die seelisch ständig beunruhigt sind, finden ihre Ausgeglichenheit wieder. In nicht zu hoher Konzentration kann Geranie eine anregende Wirkung haben, auch bei Menschen, die von Natur aus ruhig sind

Kombination

den meisten Essenzen, vor allem Bergamott, Neroli, Zitrone, Lavendel und Wacholder

Jasmin
(Jasminum officinalis oder J. grandiflorum)

Der edle Duft von Jasmin ist einzigartig. Wie Rosenöl kann Jasmin nicht gut synthetisch im Labor hergestellt werden. Das bernsteinfarbene ätherische Öl wird im allgemeinen mit Hilfe von Lösungsmitteln gewonnen. Es sind große Mengen von Blütenblättern notwendig, um eine winzige Menge Öl zu bekommen. Jasmin ist eine Pflanze, die nachts duftet, deswegen müssen die Blüten nach Sonnenuntergang gepflückt werden, wenn der Anteil an ätherischen Ölen am höchsten ist. Folglich ist Jasminöl — wie Rosenöl — außerordentlich teuer. Der Duft ist süß und warm und hält lange an.
Jasmin ist zwar im Fernen Osten beheimatet, wird aber vor allem in Frankreich und Italien zu Parfümherstellung angebaut. Die Pflanze des Jasminum officinalis wird künstlich klein gehalten, so daß der Strauch eine

handliche Höhe von nur 1 m erreicht. Läßt man sie frei wachsen, können die Sträucher mit den weißen oder gelblichen Blüten in eine Höhe von 10 m oder mehr klettern.
Obwohl Jasmin medizinische Eigenschaften für die Heilung von körperlichen Beschwerden hat, wird er in der Aromatherapie häufiger bei seelischen Störungen eingesetzt — wegen des hohen Preises und des wunderbaren Dufts. Jasmin ist ein wärmendes Antidepressivum und ein bekanntes Aphrodisiakum. Wenn jemand den Duft mag, kann Jasmin in Bädern, bei Massagen und als Parfüm auf der Haut verwendet werden, wenn Depression oder emotional bedingte Frigidität und Impotenz vorliegen.

Anwendung

Heiserkeit, Husten, schmerzhafte Menstruation, Hautpflege (trockene oder entzündete Haut), Beschwerden mit der Gebärmutter

Gefühlsbereich

Angstzustände und Depressionen, Mangel an Selbstvertrauen

Kombination

Rose, Bergamott, Neroli, Sandelholz, Orange

Kamille
(Anthemis noblis und Matricaria chamomilla)

Es werden zwar verschiedene Kamillearten für medizinische Zwecke angepflanzt, aber die beiden obengenannten sind die häufigsten in der Aromatherapie. Die Essenz wird aus den Blütenköpfen destilliert, die Gänseblümchen ähnlich sehen. Beide Pflanzen liefern eine Essenz, die das blaue Azulen enthält, ein Stoff, der sehr gut gegen Entzündungen hilft. Matricaria chamomilla hat mehr davon und kann teurer sein als Anthemis noblis. Anthemis ist gelblich, hat eine feine, alkoholähnliche Konsistenz und besitzt viele therapeutische Eigenschaften. Matricaria sieht ganz anders aus; sie hat eine dicke, cremige Konsistenz und eine merkwürdige blaugrüne Färbung, die nach und nach grünlichgelb wird, wenn die Substanz altert oder der Luft ausgesetzt wird. Beide Arten haben einen sehr bitteren Geschmack und einen scharfen Geruch, und die blaue Essenz hat einen seltsamen, fast salzigen Einschlag, der gar nicht den gängigen Beschreibungen entspricht, in denen es heißt, der Geruch »erinnere an Äpfel«. Kamille ist eines der nützlichsten ätherischen Öle in der Aromatherapie, und sie besitzt zahlreiche therapeutische Eigenschaften. Sie sollte immer zuerst eingesetzt werden, wenn es um allergische Reaktionen der Haut (Konzentration $1/2$-1 Prozent) und der Atemwege oder des Verdauungstrakts geht. Kamille ist bei allen Entzündungen angezeigt und bei allen unbestimmten, dumpfen Schmerzen (bei scharfen, stechenden Schmerzen ist Lavendel am besten). Der Geruch der Kamille kann durch die Mischung mit anderen Essenzen stark verbessert werden; es gibt aber auch Menschen, die den typischen Kamille-Duft besonders gern mögen.

Anwendung

Akne, Allergien, Furunkel, Herpes simplex, Koliken, Bindehautentzündung (nur Kräutertee), Verdauungsprobleme, Schlaflosigkeit, Beschwerden in den Wechseljahren, Migräne, Neuralgien, Menstruationsschmerzen, Beschwerden vor der Menstruation, Rheuma, Hautpflege (vor allem bei trockener, empfindlicher, geröteter Haut mit geplatzten Äderchen), Magenkrämpfe, Schmerzen beim Zahnen, Zahnschmerzen, Erbrechen, Wunden

Gefühlsbereich

Hysterie und wenn Ängste und Streß einen Menschen streitsüchtig, reizbar oder nervös machen

Kombination

Benzoe, Bergamott, Geranie, Lavendel, Majoran, Zitrone, Neroli, Rose, Ylang-Ylang

Knoblauch
(Allium sativum)

Angesichts des stechenden und alles andere als angenehmen Geruchs von Knoblauch überrascht es Sie vielleicht, ihn in einem Buch über die ästhetische Kunst der Aromatherapie zu finden! Das Öl wird jedoch ausschließlich als innere Medizin angewendet, und zwar in Form von Kapseln. Aber auch äußerlich kann das Öl bei eiternden Wunden aufgetragen werden. Schon bei verwundeten Soldaten des Ersten Weltkriegs wurde es dafür verwendet.
Knoblauch wird seit undenklichen Zeiten in der Küche

und für medizinische Zwecke eingesetzt. Im alten Ägypten und Griechenland galt die Pflanze als Allheilmittel. Das ätherische Öl ist klar und wird durch Destillation der Knolle gewonnen. Die Essenz ist so kräftig und so reich an Schwefel, daß der Geruch sogar nach einer Stunde noch im Atem wahrgenommen wird, wenn man eine Knoblauchzehe auf der Fußsohle verreibt! Knoblauch hat zahlreiche therapeutische Eigenschaften und wird von Kräuterexperten, Naturheilern und Aromatherapeuten gleichermaßen als eine der wirkungsvollsten Pflanzen gegen Mikroben angesehen. Knoblauch wirkt gegen Bakterien, Viren und Darmparasiten. Er ist gleichzeitig Vorbeugungs- und Heilmittel für alle Infektionen der Atemwege und des Verdauungstrakts.
Immer mehr findet Knoblauch Anerkennung als ein Vorbeugungsmittel gegen Bluthochdruck und Herzerkrankungen, und er ist sehr wirkungsvoll, wenn es um die Senkung des Cholesteringehalts im Blut geht.

Dosierung

Zur Vorbeugung zwei oder drei Kapseln täglich. Bis zu sechs Kapseln pro Tag können bei Infektionskrankheiten eingenommen werden.

Gegenanzeige

Menschen, die unter Hautreizungen (Ekzemen) oder unter Magen- und Darmreizungen leiden; bei trockenem oder schwerem Husten; beim Stillen (das Baby kann Koliken bekommen). In Zweifelsfällen einen qualifizierten Therapeuten fragen.

Anwendung

Akne, Arteriosklerose, Arthritis, Fußpilz, Furunkel, Bronchitis, Katarrh, Erkältung, Krämpfe, Blasenentzündung, Gallensteine, Magenkatarrh, Heuschnupfen, hoher Cholesterinspiegel, Bluthochdruck, Grippe, Rheuma, Nebenhöhlenentzündung, Würmer, Wunden

Koriander
(Coriandrum sativum)

Koriander ist eine doldeblütige Pflanze, die in Südeuropa zu Hause ist. Sie wird praktisch in der ganzen Welt angebaut, aber vor allem in der UdSSR. Koriander wurde schon in alten Zeiten als Medizin- und Küchenkraut und zur Parfümherstellung verwendet. Die Essenz wird durch Dampfdestillation der Frucht gewonnen. Es handelt sich um ein feines, farbloses Öl mit einem würzigen, leicht süßen Duft.

Koriander wird vor allem als Medikament eingesetzt, um Blähungen und Magenkrämpfe zu lindern. Äußerlich wird es in einer Konzentration von 2 bis 3 Prozent (2 oder 3 Tropfen auf einen Teelöffel Pflanzenöl) als Massageöl bei Rheumaschmerzen angewendet.

Koriander hat eine warme, anregende Wirkung auf Körper und Geist; zusammen mit Zitrusessenzen ist er wunderbar als Badezusatz im Winter oder als Massageöl.

Anwendung

Koliken, Blähungen, Appetitlosigkeit, nervöse Verdauungsstörungen, Rheumaschmerzen

Gefühlsbereich

Wurde früher für ein Aphrodisiakum gehalten. Im Badewasser, bei der Massage oder zum Inhalieren benutzt, mildert das Öl nervöse Schwäche. Es stärkt ein schwaches Gedächtnis, wenn die Schwäche durch Langeweile oder Mangel an Anregung bedingt ist.

Kombination

Bergamott, Zitrone, Neroli, Orange, Zypresse und mit allen Gewürzen

Lavendel
(Lavendula officinalis, L. augustifolie oder L. vera)

Lavendel stammt aus den Bergregionen rund um das Mittelmeer. Die Römer gaben ihn dem Badewasser bei, und der Name stammt aus dem Lateinischen lavare = waschen. Der englische Lavendel gilt als der feinste der Welt, und in Frankreich werden Riesenmengen an Lavendelöl für die Parfümindustrie hergestellt.

Die beste Essenz wird aus den blühenden Spitzen destilliert (die Essenz ist in Blättern und Blüten enthalten); sie ist leicht gelb gefärbt, und der vertraute, erfrischende Duft braucht kaum beschrieben zu werden. Lavendula spica hat einen kampferähnlichen Duft und ist von allen Lavendelarten die beste bei Beschwerden der Atemwege. Aromatherapeuten zählen Lavendel zu den vielseitigsten ätherischen Ölen, die ihnen zur Verfügung stehen. Es gibt unendlich viele Anwendungsgebiete, aber er ist vor allem bei Hautbeschwerden (besonders Akne und Verbrennungen) ganz hervorragend; er ist auch ein wunderbares Beruhigungsmittel und wirkt schmerzstillend. Auf Körper und Seele hat er einen vorwiegend ausgleichenden Einfluß. Lavendel läßt sich sehr gut mit fast allen anderen Essenzen mischen.

Anwendung

Abszesse, Akne, Asthma, Furunkel, Bronchitis, Verbrennungen, Katarrh, Erkältung, Schnittwunden, Blasenentzündung, Hautentzündung, Ohrenschmerzen, Ekzeme, Ohnmachtsanfälle, Blähungen, Bluthochdruck, Infektionen, Insektenstiche, Weißfluß, Kehlkopfentzündung, Migräne, Muskelschmerzen, Menstruationsschmerzen, zum Parfümieren von Räumen und als Luftverbesserer, Nebenhöhlenentzündung, Hautpflege (alle Hauttypen), Ischias, Wunden

Gefühlsbereich

Die ausgleichende Wirkung kommt am besten Menschen entgegen, die unter hysterischen Zuständen oder unter schnell wechselnden Stimmungen leiden. Auch bei Schlaflosigkeit, nervöser Anspannung und anderen Formen der Depression

Kombination

Mit fast allen anderen Essenzen, aber besonders mit Bergamott, Geranie, Majoran, Kamille, Muskatellersalbei, Neroli, Rosmarin, Ylang-Ylang

Majoran
(Origanum majorana)

Das aromatische Kraut ist im Fernen Osten und im Mittelmeerraum zu Hause. Es ist eigentlich keine Jahrespflanze, wird im gemäßigten Klima aber so behandelt, weil sie kalte Winter nicht übersteht. Das ätherische Öl wird durch Dampfdestillation der blühenden Spitzen gewonnen; es ist gelblich und hat einen angenehm würzigen Duft, ähnlich wie Koriander, es fehlen ihm aber dessen leichtere, fruchtigere Eigenschaften.

Majoran wirkt vor allem wärmend auf Körper und Seele und ist bei »kalten« Beschwerden angezeigt, beispielsweise bei Bronchitis, Rheuma, Trauer und Einsamkeit.

Majoran hat einen guten Ruf als Anti-Aphrodisiakum (schränkt das sexuelle Verlangen ein); es heißt, Majoran sei in der Vergangenheit dazu benutzt worden, sexuelle Wünsche bei Waisenheimbewohnern und Klosterinsassen zu unterdrücken.

Es gibt aber auch Kräuterkenner, die behaupten, das Kraut habe genau die gegenteilige Wirkung! Man kann mit Sicherheit sagen, daß die Wirkungen von Person zu Person unterschiedlich sind. Denn wir reagieren ja alle verschieden auf das, was wir essen und auf die Dosierungen von Medikamenten.

Im übrigen hat auch eine Überdosierung eines Krauts oder einer Essenz (innerlich oder äußerlich angewendet) sehr oft genau die gegenteilige Wirkung als die erwartete.

Eingenommen oder in den Bauch massiert (mit Kreisbewegungen im Uhrzeigersinn), beruhigt Majoran bei Magenkoliken und Schmerzen im Verdauungstrakt. Er ist auch ein sehr wirkungsvolles Öl bei der Behandlung von Krämpfen während der Menstruation.

Anwendung

Arthritis, Bronchitis, Prellungen, Erkältung, Verstopfung, Blähungen, Kopfschmerzen, Bluthochdruck, Verdauungsbeschwerden, Weißfluß, Migräne, Schmerzen während der Menstruation

Gefühlsbereich

Trauer und Einsamkeit, Schlaflosigkeit, Hysterie und nervöse Anspannung

Kombination

Lavendel, Bergamott, Kamille, Zypresse.

Muskatellersalbei
(Salvia sclarea)

Muskatellersalbei gehört zur Salbeifamilie, sie ist in Syrien, Italien, Südfrankreich und in der Schweiz zu Hause. Das ätherische Öl ist klar und süß, fast blumig. Es wird vor allem in Frankreich und in der UdSSR für die Parfümproduktion hergestellt. Die Essenz wird durch Dampfdestillation der ganzen Pflanze gewonnen.

Muskatellersalbei sollte in der Aromatherapie der Gartensalbei (Salvia officinalis) vorgezogen werden, denn diese ist auch in sehr niedriger Dosierung sehr giftig. Gartensalbei kann bei Epileptikern einen Anfall auslösen, genau wie Ysop, Fenchel und Wermut. Muskatellersalbei hat ähnliche therapeutische Eigenschaften wie die Gartensalbei, ist aber nicht giftig und hat einen süßeren Duft.

Muskatellersalbei ist ein ausgezeichnetes Beruhigungsmittel für die Nerven. Sie wärmt und beruhigt und führt zu Wohlgefühlen, bei manchen Menschen sogar zu einem leichten Rausch (Euphorie?). Es liegt auf der Hand, daß Muskatellersalbei nicht zusammen mit Alkohol genommen werden sollte, auch nicht, wenn jemand noch ans Steuer eines Autos muß.

Anwendung

Ausbleiben der Periode, Furunkel, Koliken, übermäßiges Schwitzen, Blähungen, Bluthochdruck, Insektenstiche, Verdauungsbeschwerden, Weißfluß, Menstruationsschmerzen, Halsinfektionen, Soor, Keuchhusten

Gefühlsbereich

Übererregung, die zu Schlaflosigkeit führt. Bei einigen Formen der Frigidität und Impotenz, wenn sie durch Ängste und Druck von außen, beispielsweise durch finanzielle Sorgen und Probleme am Arbeitsplatz, ausgelöst werden. Hysterie oder nervöse Depressionen, die zu innerer Unruhe führen

Kombination

Zypresse, Lavendel, Wacholder, Zitrone, Orange, Bergamott, Jasmin, Geranie

Myrrhe
(Commiphora myrrha)

Das ätherische Öl wird aus dem Harz des Myrrhebuschs gewonnen; der Strauch ist in Nordost-Afrika zu Hause und gehört zu derselben botanischen Familie wie Weihrauch. Die Essenz ist rötlich-braun und hat die Konsistenz von Sirup, läßt sich also leichter verarbeiten, wenn sie etwas erwärmt wird. Der Duft spricht die meisten Menschen nicht sonderlich an, er ist trocken und balsamisch; in kleinen Mengen gibt Myrrhe anderen Mischungen eine interessante, erdhafte Note.

Myrrhe wurde wie Weihrauch in der Antike als Medikament, Räuchermittel, Parfüm und Einbalsamierungsmittel hoch gepriesen. Sie hat starke entzündungshemmende Wirkungen und kann bei der Behandlung von nässenden Wunden verwendet werden.

Sie ist eines der besten Mittel bei der Behandlung von Entzündungen im Mund und Ausschlag in der Vagina (siehe Kapitel 5).

Anwendung

Ausbleiben der Periode außerhalb der Schwangerschaft, Katarrh, Husten, Durchfall, Blähungen, Zahnfleischentzündung, Weißfluß, Mundinfektionen, Hämorrhoiden, Ausschlag, Geschwüre (Mund, Haut), Wunden

Gefühlsbereich

Kälte

Kombination

Weihrauch, Sandelholz, Benzoe

Neroli
Orangenblüten (Citrus bigaradia, C. vulgaris und C. aurantium)

Die Essenz der besten Qualität wird aus den Blüten des Orangenbaums (Citrus bigaradia) gewonnen. Sie ist gelblich und hat einen süßlichen, dennoch trockenen Geruch — gar nicht zitrusähnlich. Orangenblütenwasser wird bei der Destillation des Öls gewonnen. Große Mengen des ätherischen Öls werden in Frankreich und Italien für die Parfümindustrie hergestellt. Das Öl ist einer der Hauptbestandteile von Eau de Cologne bester Qualität. Neroli ist wie Rose und Jasmin eines der teuersten ätherischen Öle.

Es ist eines der besten Antidepressiva, ein beruhigendes Öl, das eine leicht hypnotische Wirkung hat. Es wirkt einschläfernd, lindert nervliche Anspannung und gehört zu den Ölen, die man zu den Aphrodisiaca rechnet. Neroli hat die Fähigkeit, das Wachstum von neuen, gesunden Hautzellen anzuregen, und Marguerite Maury verwendete es bei der Behandlung ihrer Klienten mittleren Alters; sie schreibt Lavendel auch hauterneuernde Eigenschaften zu. Neroli kann als Gesichtsöl für die meisten Hauttypen eingesetzt werden, aber besonders geeignet ist es bei trockener oder empfindlicher Haut. Bei empfindlicher Haut immer die niedrigste Konzentration (1 Tropfen auf 2 oder 3 Teelöffel Pflanzenöl) nehmen.

Anwendung

Chronischer Durchfall, Herzklopfen, Hautpflege

Gefühlsbereich

Depressionen, teilweise nervöser oder hysterischer Art. Neroli trägt zur Linderung von Schlaflosigkeit bei und ist ein wirkungsvolles Heilmittel bei Schockzuständen (innerlich und äußerlich angewendet)

Kombination

Kamille, Koriander, Geranie, Jasmin, Lavendel, Zitrone, Bergamott, Orange, Rose, Ylang-Ylang

Orange,
bitter (Citrus vulgaris)

Orange,
süß (Citrus aurantium)

(Mandarinenöl hat ähnliche Eigenschaften, ist aber viel milder und kann bei Kindern in einer Verdünnung von 1/2–1 Prozent gefahrlos äußerlich angewendet werden.) Der Orangenbaum liefert drei verschiedene ätherische Öle: Orange (aus der Frucht), Petit Grain (aus den Blättern und den jungen Schößlingen) und Neroli (aus den Blüten).

Die Essenzen werden einfach durch Pressen aus der Schale der Frucht gewonnen. Das Öl ist in der Konsistenz fast wäßrig und hat eine gelbliche Farbe. In der Lebensmittelindustrie und in der pharmazeutischen Industrie wird es sehr oft als Geschmacksstoff verwendet, es hat aber auch therapeutische Eigenschaften. Bei chronischer Bronchitis kann es eingenommen oder im Dampfbad inhaliert werden. Es beruhigt trockene, gereizte Haut, aber nur, wenn es in kleinsten Mengen angewendet wird – 1 Tropfen auf 3 Teelöffel Pflanzenöl.

Orangenöl kann in der Küche genauso verwendet werden wie Zitronenessenz. Es schmeckt wunderbar in Glühwein und ist, sparsam verwendet, ein gutes Gewürz für Kuchen und Kekse.

Orangenöl verleiht Badeölmischungen eine warme, beruhigende, angenehme Note; auch für Massageöl, Parfüm und Raumspray ist es verwendbar.

Anwendung

Bronchitis, Erkältung, Hautpflege

Gefühlsbereich

Bei Bedürfnis nach Wärme

Kombination

Koriander (und allen anderen Gewürzen), Zypresse, Weihrauch, Wacholder

Pfefferminz
(Menthol piperita)

Pfefferminzöl ist eine feine, farblose Essenz, die durch Destillation der blühenden Pflanze gewonnen wird. Obwohl die Pflanze in Europa zu Hause ist, wird der Weltbedarf vor allem in den USA produziert. Pfefferminzöl wird in der Lebensmittelindustrie und in der pharmazeutischen Industrie vor allem als Geschmacksstoff verwendet, aber es hat auch zahlreiche therapeutische Eigenschaften.
In der Aromatherapie wird das Öl vorwiegend innerlich verabreicht, wenn es um Beschwerden bei der Atmung und Verdauung geht; bei Kopfschmerzen, Nebenhöhlenentzündungen usw. wird es inhaliert. Viele Bücher über Aromatherapie empfehlen den Einsatz von Pfefferminzöl bei Hautreizungen. Aber ich meine, Laien sollten das lassen, denn das Öl kann die Haut sehr stark rei-

zen, wenn die Konzentration über $^1/_2$ Prozent liegt. Wenn Sie es als Badeöl nehmen wollen verdünnen Sie erst 2 bis 3 Tropfen in etwas Pflanzenöl oder Wodka, und geben Sie es dann dem Badewasser zu. Wird Ihre Haut dadurch nicht gereizt, können Sie bis zu 6 Tropfen nehmen, aber nicht mehr. Weit besser ist es, die niedrigste Konzentration zu nehmen, zur Verstärkung des Geruchs können Sie noch 3 oder 4 Tropfen eines anderen ätherischen Öls dazugeben.

Pfefferminz ist anregend; es sollte vorzugsweise am Tag angewendet werden, nicht erst vor dem Schlafengehen, es sei denn, Sie fühlen sich durch eine schlimme Erkältung ungewöhnlich elend und schlapp und können sowieso nicht schlafen.

In vielen Fällen wird Pfefferminz am besten bei akuten oder kurzfristigen Beschwerden angewendet. Eher chronische Verdauungsbeschwerden beispielsweise reagieren vermutlich auf Kamille am besten.

Pfefferminz hat »Kopf«-Eigenschaften: es steht in dem Ruf, das Gehirn anzuregen und zum klaren Denken beizutragen (das gilt auch für Rosmarin und Basilikum). Wenn Sie vor einem Examen oder einer wichtigen Prüfung stehen und wenn Sie dann auch noch einen Schnupfen haben, geben Sie ein paar Tropfen Pfefferminzöl auf ein Taschentuch und inhalieren Sie bei Bedarf.

Anwendung

Bronchitis, Erkältung, Koliken, Husten (trocken), Durchfall, Ohnmacht, Fieber, Grippe, schlechter Atem, Kopfschmerzen, Verdauungsprobleme, Abwehr von Insekten, Migräne, Übelkeit, Wundschorf, Nebenhöhlenentzündung, Reisekrankheit, Erbrechen

Gefühlsbereich

Plötzlicher Schock, geistige Erschöpfung, Unfähigkeit zum klaren Denken

Kombination

Die Essenz läßt sich nicht gut mit anderen Ölen mischen, denn sie ist zu dominierend; einer reichlichen Menge von einer der folgenden Essenzen in winziger Dosis beigegeben kann sie sehr angenehm sein: Lavendel, Majoran, Rosmarin

Rose
Rosa gallica (rote Rose), R. centifolia (Zentifolie), R. damascena (Damaszenerrose)

Es gibt heutzutage tausende von verschiedenen Rosen in unzähligen Farben, aber die Rose der Antike war rot. Mit dieser Farbe hängt vielleicht auch die griechische Sage zusammen, daß die Rose aus dem Blut des Adonis stammt.
Rosenessenz wird durch Destillation aus den Blütenblättern gewonnen oder durch Lösungsmittel (siehe Kapitel 2). Wie Jasmin ist Rosenöl sehr teuer, vor allem, weil riesige Mengen Blätter gebraucht werden, um eine winzige Menge Essenz zu gewinnen. Rosenessenz ist gelblich-orange und hat im allgemeinen eine wäßrige Konsistenz; die teuerste aller Essenzen, die aus der Damaszenerrose gewonnene, ist bei Zimmertemperatur fest. Rosenwasser wird in demselben Destilliervorgang gewonnen wie das Öl; es kann bei entzündeten Augenlidern für ein Augenbad genommen werden oder als ein mildes Gesichtswasser, das auch die empfindlichste

Haut verträgt. Die feinsten Rosenwasser kommen aus der Türkei und Griechenland.

Bei der Aromatherapie wird die Rose im allgemeinen zur Gesichtspflege eingesetzt oder aber auch zur Behandlung von emotionalen Störungen. Rosenessenz ist ein großartiges Anti-Depressivum und ein bekanntes Aphrodisiakum. Das Öl ist besonders bei den sogenannten »Frauenleiden« angezeigt — bei starken oder unregelmäßigen Monatsblutungen beispielsweise. Rose wirkt reinigend, stärkend und regulierend auf die Gebärmutter. Für alle Hauttypen ergibt Rose ein ausgezeichnetes Gesichtswasser, besonders für trockene, alternde und empfindliche Haut, und wirkt kräftigend auf die Kapillaren.

Anwendung

Bindehautentzündung (Rosenwasser), Verstopfung, Kater, Kopfschmerzen, starke oder unregelmäßige Monatsblutungen, Weißfluß, Übelkeit, Hautpflege, Störungen der Gebärmutter, Erbrechen

Gefühlsbereich

Depressionen oder Trauer, nervöse Spannung, Eifersucht, Frigidität, Impotenz

Kombination

Benzoe, Sandelholz, Kamille, Neroli, Jasmin

Rosmarin
(Rosmarinus officinalis)

Ein immergrüner Strauch, der an der Mittelmeerküste zu Hause, inzwischen aber weit verbreitet ist und als Dekoration, für die Küche, zu medizinischen Zwecken oder für die Parfümindustrie angepflanzt wird. Der kommerziell verarbeitete Rosmarin kommt hauptsächlich aus Frankreich, Spanien und Marokko. Das ätherische Öl, durch Dampfdestillation der ganzen Pflanze gewonnen, ist klar und hat einen kampferähnlichen Duft. Rosmarin ist eins der drei Öle, die auf das Gehirn wirken (die beiden anderen sind Pfefferminz und Basilikum); es regt das Gehirn an, trägt zum klaren Denken und zu einem guten Gedächtnis bei. Es hilft auch bei Erschöpfung. Wegen des stechenden Geruchs eignet sich Rosmarin gut für Dampfinhalationen bei zahlreichen Beschwerden der Atemwege, z. B. bei Bronchitis, Erkältung und Grippe.

Rosmarin wirkt gegen Rheuma und kann in Bädern, Kompressen und Massageölen bei Rheuma und Arthritis eingesetzt werden.

Seit Jahrhunderten gilt Rosmarin als ein hervorragendes Kräftigungsmittel für Haut und Haare. Er beseitigt Schuppen, regt das Haarwachstum an und intensiviert die Farbe von dunklen Haaren. Er kann als Duftwasser oder als Gesichtsöl für die meisten Hauttypen verwendet werden, vor allem bei unreiner Großstadthaut, die dazu neigt, fettig zu werden.

Warnung

Hohe Dosierungen von Rosmarin (Kräutertee oder Essenz) können zu Krämpfen und Wahnvorstellungen führen. Äußerlich und in normalen Mengen (siehe Kapitel 2) angewendet, ist Rosmarin ungefährlich.

Anwendung

Arthritis, Bronchitis, Verbrennungen, Erkältung, Schuppen, Verdauungsstörungen, Blähungen, Gicht, Kopfschmerzen, hoher Cholesterinspiegel, niedriger Blutdruck, Grippe, Migräne, Herzklopfen, Rheuma, Hautpflege, Wunden

Gefühlsbereich

Nervöse Unausgeglichenheit, die das Gedächtnis und das klare Denken beeinträchtigt

Kombination

Basilikum, Bergamott, Pfefferminz, Lavendel, Wacholder

Sandelholz
(Santalum album)

Ein kleiner Schmarotzerbaum (er treibt seine Wurzeln in die der Nachbarbäume), der 6 bis 9 m hoch wird. Sandelholz ist in Ostindien beheimatet, das beste Öl kommt aus Maisur.
Schon in der Antike wurde Sandelholz in der Medizin, in der Parfümherstellung, zum Räuchern und Einbalsamieren benutzt. Die Essenz wird aus dem Kernholz des Baums durch eine spezielle Form der Dampfdestillation gewonnen. Sie ist klar oder leicht grünlich, dickflüssig und hat einen süßen, milden Duft. Der Duft entwickelt sich erst dann vollständig, wenn Sandelholz auf die

Haut aufgetragen wird. Sandelholz hat die merkwürdige Eigenschaft, daß es bei einigen Menschen gar nicht zu riechen ist, bei anderen bleibt es ungewöhnlich lange haften!
Die drei Hauptbereiche der Anwendung sind Hautpflege (trockene, alternde Hauttypen), Beschwerden der Atemwege und emotionale Störungen. Sandelholzessenz beruhigt, und sie reinigt die Lungen, so daß Katarrhe abklingen. Die aphrodisierende Wirkung ist seit undenklichen Zeiten bekannt. Deswegen und wegen seiner antidepressiven Wirkung ist Sandelholz sehr sinnvoll bei der Behandlung von Impotenz und Frigidität.

Anwendung

Akne, Bronchitis, Katarrh, Husten, Blasenentzündung, Durchfall, Kehlkopfentzündung, Parfümieren von Räumen, Hautpflege, Erbrechen

Gefühlsbereich

Depressionen, die zu sexuellen Schwierigkeiten führen, nervöse Anspannung, Schlaflosigkeit

Kombination

Benzoe, Weihrauch, Jasmin, Zitrone, Myrrhe, Rose

Wacholder
(Juniperus communis)

Ein immergrüner Strauch, der in der nördlichen Halbkugel der Erde zu Hause ist. Die Essenz wird durch Dampfdestillation der Beeren gewonnen. Sie ist klar oder gelblich-grün mit einem Duft, der dem der Zypresse ähnelt, aber durchdringender, fast pfeffrig.

Wacholder wirkt belebend und anregend. Er hilft dem Körper, Ansammlungen von giftigen Ablagerungen loszuwerden, beispielsweise Harnsäure bei Rheuma und Arthritis. Äußerlich angewendet, lindert Wacholder die Schmerzen bei diesen Erkrankungen.

Inhaliert ist er wirksam bei Entzündungen der Atemwege, bei Husten, Erkältung und Grippe.

In der Hautpflege hilft das Öl in niedriger Konzentration von ½ Prozent (1 Tropfen auf 2 Teelöffel Pflanzenöl) gegen feuchte Ekzeme und Akne.

Die Essenz wirkt auf den Unterleib, auf Harnwege und den Genitalbereich. Eine Eigenbehandlung, bei der Wacholder eingenommen wird, ist jedoch nicht ratsam; es sollte immer der Rat eines Fachmanns eingeholt werden. Wenn Wacholder über lange Zeit innerlich angewendet wird, können die Nieren Schaden nehmen. Auch in der Schwangerschaft sollten Sie Wacholder meiden. Das gilt für den Kräuteraufguß genauso wie für die Essenz.

Anwendung

Ausbleiben der Menstruation außerhalb der Schwangerschaft, Akne, Arthritis, Husten, Blasenentzündung, Hautentzündung, Ekzeme (feuchte), Desinfektion, Gicht, Weißfluß, Entzündung der Atemwege, Hämorrhoiden, Entzündung der Atemwege, Rheuma, Hautpflege, Infektionen des Harntrakts, Flüssigkeitsstau

Gefühlsbereich

Ein Wacholderbad hilft bei der Beseitigung nervöser Anspannung, die entstanden ist, weil sich die negativen Gefühle anderer Menschen übertragen haben

Kombination

Benzoe, Bergamott, Lavendel, Zitrone, Rosmarin, Geranie, Orange

Weihrauch
(Boswellia thurifera)

Das ätherische Öl von Weihrauch wird aus dem Harz gewonnen, das ein kleiner, nordamerikanischer Baum absondert. In der Welt der Antike wurde dieses Öl sehr gepriesen, und zusammen mit Myrrhe war Weihrauch eine der ersten Essenzen, die in den Tempeln des alten Ägypten verbrannt wurden. Die Essenz ist gelblich mit einem interessanten, balsamischen, leicht würzigen Duft.
Weihrauch ist ein wertvolles Öl wegen seiner Wirkungen auf Geist und Seele. Der durchdringende Duft und seine Fähigkeit, die Atmung zu vertiefen, sind nützlich bei der Meditation. Weihrauch hilft dem Menschen bei der Erkenntnis, welchen Weg er einschlagen soll, darum ist er sinnvoll bei jener Form der Depression, wenn ein Mensch verwirrt ist und wieder in Schwung kommen muß.
Weihrauch wird auch in der Aromatherapie angewendet, und zwar zur Hautpflege und bei Infektionen der Atemwege.

Anwendung

Bronchitis, Katarrh, Husten, Kehlkopfentzündung,

Weißfluß, Hilfe bei der Meditation, Hautpflege (besonders bei stumpfer, faltiger oder alternder Haut), Wunden

Gefühlsbereich

Unentschlossenheit und Zukunftsangst, Grübeln über unerfreuliche Ereignisse in der Vergangenheit

Kombination

Benzoe, Lavendel, Myrrhe, Neroli, Rose, Sandelholz, Orange, Zitrone, alle Gewürze

Ylang-Ylang
(Canga odorata)

Der Name bedeutet »Blume der Blumen«, und es handelt sich um die Blüten eines Baumes, der im Fernen Osten — Java, Sumatra, Philippinen — zu Hause ist. Die Essenz wird durch Destillation der Blüten gewonnen, sie hat eine gelbliche Farbe. Der Duft erinnert an Levkojen mit einem Hauch von Mandelöl. Entweder man mag diesen Duft sehr, oder man kann ihn überhaupt nicht vertragen! Wer ihn nicht verträgt, bevorzugt das Öl vielleicht in verdünnter Form (1 oder 2 Tropfen auf 2 Teelöffel Pflanzenöl). In dieser Konzentration finden viele Leute das Öl wunderbar.
Ylang-Ylang ist in erster Linie beruhigend, es trägt zur Senkung von Bluthochdruck bei und verlangsamt schnellen Herzschlag, man schreibt ihm auch aphrodisierende Wirkung zu.
Als Gesichtsöl hat es glättende Wirkung und ist besonders geeignet bei fettiger Haut.

Anwendung

Bluthochdruck, Herzklopfen, Hautpflege

Gefühlsbereich

Es hat antidepressive Eigenschaften, vor allem bei Frustration und Ärger. Es kann auch bei nervöser Anspannung, Schlaflosigkeit, Frigidität und Impotenz helfen

Kombination

Zitrone, Lavendel, Bergamott, Neroli.

Zitrone
(Citrus limonum)

Zitronenessenz wird vor allem in Spanien und Portugal hergestellt, dabei werden die Schalen der Früchte mit einer Spezialmaschine ausgepreßt.
Innerlich angewendet führt die Essenz (wie auch der Saft) zu einer alkalischen Reaktion im Körper, daher ist sie von unschätzbarem Wert bei der Behandlung von Störungen des Säurehaushalts, also bei Arthritis oder Rheuma. Nehmen Sie die Zitronenessenz aber nicht ohne professionelle Beratung über einen längeren Zeitraum ein.
Als Badeöl ist Zitrone anregend und stärkend. Sie ist weder zu beruhigend, noch zu anregend und läßt sich mit vielen anderen Essenzen gut mischen. Zitrone gibt dem Süßen, Vollen (Ylang-Ylang) Würze, »vermännlicht« das Weibliche (Rose, Lavendel), macht das Schwere (Sandelholz, Weihrauch) leicht oder gibt Mischungen einfach einen frechen, vertrauten Pfiff.
Zitronenessenz kann beim Kochen sparsam eingesetzt

werden (sie ist viel kräftiger als synthetische Zitronenwürze). Sie kann gelegentlich benutzt werden, um die therapeutischen Wirkungen von Getränken mit Zitrone und Honig bei Erkältung und Grippe zu steigern — 1 Tropfen pro Becher ist schon reichlich. Es ist gut, die Essenz mit 1 Teelöffel (oder etwas mehr) Weinbrand zu verdünnen, damit ihre Wirkungen auf den Magen gemildert werden.

Anwendung

Säure (Magen), Arthritis, Anämie, Husten, Schnittwunden (stoppt das Bluten), Insektenstiche (pur oder 1:1 mit Wodka verdünnt), Appetitlosigkeit, Rheuma, Halsschmerzen, Warzen

Gefühlsbereich

Bei Gefühlen von körperlicher und seelischer Schwere und Unbeweglichkeit

Kombination

Mit den meisten Essenzen, besonders Kamille, Benzoe, Ylang-Ylang, Fenchel, Weihrauch, Lavendel, Geranie, Eukalyptus, Wacholder

Zypresse
(Cupressus sempervirens)

Ein kegelförmiger Nadelbaum, der im Osten und in Mittelmeerländern beheimatet ist. Der Baum diente schon in der Antike als Medizin, vor allem bei den Ägyptern, den Assyrern und den Griechen.

Das ätherische Öl wird durch Dampfdestillation der Blätter und Früchte (Zapfen) gewonnen. Es ist von trockener, erfrischender, fast rauchiger Qualität. Die Wirkungen auf den Körper sind ähnlich wie bei Haselnuß — in erster Linie adstringierend; darum ist das Öl hilfreich in Fällen, in denen es zu einem übermäßigen Flüssigkeitsverlust kommt (starkes Schwitzen, starke Menstruation). Die Wirkung bei der Menstruation kann mit einem Pflanzenhormon (Phytohormon) zusammenhängen, das die weiblichen Sexualhormone normalisieren kann, vor allem auch in den Wechseljahren. Zypressenöl hilft gegen Hitzeaufwallungen, wenn man es mit Muskatellersalbei mischt und innerlich anwendet (unter Anleitung eines qualifizierten Therapeuten), aber auch als Badezusatz und bei Massagen.

Zypresse gilt als besonders geeignet für die Behandlung von Hämorrhoiden und Krampfadern (dazu müssen Veränderungen in der Ernährung und in der Lebensweise kommen). Die adstringierenden Eigenschaften haben örtlich eine zusammenziehende Wirkung auf die Blutgefäße.

Zypresse ergibt ein erfrischendes und gleichzeitig beruhigendes Badeöl und tut vor allem im Sommer gut, wenn man es mit Zitrone mischt

Anwendung

Durchfall, Hämorrhoiden (lokal), sexuelle Gier, Grippe, Verlust der Stimme, Probleme mit den Wechseljahren, schmerzhafte Menstruation, Zahnfleischentzündung, Rheuma, Hautpflege (fettige Haut), krampfartiger Husten, Krampfadern, Keuchhusten

Gefühlsbereich

Die beruhigende Wirkung tut Menschen gut, die unter nervöser Spannung, begleitet von heftigem Weinen, leiden

Kombination

Bergamott, Benzoe, Muskatellersalbei, Orange, Zitrone, Lavendel, Majoran

4. Der Gebrauch ätherischer Öle

Es gibt zahlreiche Möglichkeiten zur Anwendung von ätherischen Ölen. Sie können dem Badewasser zugegeben, zu Hautöl verarbeitet werden, man kann sie bei Erkältung und Grippe mit Dampf inhalieren, sie können als Duftstoffe sanften Einfluß auf Ihre Stimmung nehmen und auf vielerlei Weise Ihre Gesundheit und Lebenskraft verbessern. Hinweise darauf, wie man die Öle für therapeutische Zwecke mischt, finden Sie in Kapitel 5.

Wenden wir uns als erstes der häufigsten Anwendungsweise zu, die die meisten Menschen vermutlich auch am besten kennen — der Massage

Massage

Es bestehen keinerlei Zweifel, daß eine gute Massage nach der Aromatherapie ein wahrhaft himmlisches Erlebnis ist; auch das Ausführen einer solchen Massage kann erfreulich sein.

Natürlich können Sie die Öle selbst in die eigene Haut einmassieren, und Sie werden die guten Wirkungen spüren, aber schöner und entspannender ist es sicher, wenn eine andere Person die Massage durchführt.

Die hier genannten Grundbewegungen der Massage sind nur eine Art Leitfaden, mit dessen Hilfe Sie Ihren eigenen, intuitiven Stil entwickeln können. Massage nach einem Buch zu lernen, ist nicht leicht; vielleicht werden Sie sich am Ende entschließen, einen richtigen Lehrgang zu machen. Aber viele Menschen sind intuitiv großartige Masseure, und keine noch so gründliche Ausbildung kann ihren speziellen, ganz persönlichen Stil verbessern. Sie haben eben ganz einfach das richtige Gefühl dafür.

Wenn Sie Massage von Grund auf lernen, hat das den Vorteil, daß Sie sich auch ein gutes Grundwissen in Anatomie und Physiologie aneignen. Dann werden Sie besser verstehen, warum es zu Abweichungen von der Norm kommt, warum in bestimmten Bereichen Schmerzen auftreten und wann der betreffende Mensch besser zu einem Osteopathen, einem Chiropraktiker oder gar einem Chirurgen geschickt werden sollte.

Die Wirkungen von Massage

Massage trägt zum Abbau von toxischen Abfallstoffen bei, indem sie den Blutkreislauf und die Lymphdrainage anregt. Dabei werden Muskelschmerzen gelindert, weil die Blutversorgung der schmerzhaften Stellen verbessert wird, gleichzeitig werden die abgelagerten Giftstoffe wie Milchsäure oder Kohlensäure, die sich in den Muskelfasern gebildet haben, beseitigt.

Im 19. Jahrhundert wurde ein scheußliches Experiment durchgeführt, um zu demonstrieren, wie Massage auf abgelagerte Giftstoffe wirkt. In die Beinmuskeln von zwei bedauernswerten Kaninchen wurde Tinte gespritzt. Das Bein des einen Kaninchens wurde regelmäßig massiert. Nach etwa einem Monat wurden die armen

Tiere getötet und seziert. In den Muskeln des nicht massierten Kaninchens fand sich rund um die Injektionsstelle Tinte. In dem Körper des anderen Kaninchens war keine Spur davon zu entdecken.

Da Körper und Seele einen engen Zusammenhang haben, sollte der emotionale Aspekt der Aromatherapie nicht übersehen werden. Wenn körperliche Spannung gelockert wird, werden auch negative Gefühle wie Angst, Furcht, Ärger usw. abgebaut. Sie können sich nach einer Massage zutiefst entspannt und friedlich fühlen oder angeregter und energiegeladener als vorher. Die Wirkung wird immer ausgleichend sein: sie beruhigt einen rastlosen Menschen oder regt an, wenn ein Mensch ohne Antrieb ist.

Indem wir die Kraft der menschlichen Berührung mit den subtilen Energien von Pflanzenessenzen verbinden, können wir einen Menschen gleichzeitig auf vielen verschiedenen Ebenen beeinflussen.

Wann nicht massiert werden sollte

Bei folgenden Beschwerden sollte nicht massiert werden: Fieber, Entzündung (Haut oder Gelenke), Hautreizung oder -ausschlag, Schwellungen, Prellungen, Verstauchungen, Muskel- und Bänderzerrungen, Knochenbrüche, Verbrennungen, Krampfadern, Krebs. Im letzten Fall besteht die Gefahr, daß die Krebserreger sich durch die Massage im Körper und Lymphsystem ausbreiten. Bei den genannten Krankheiten können Sie jedoch gefahrlos die nicht körperliche »Aura-Massage« anwenden, die am Ende dieses Kapitels beschrieben wird. Schließlich noch dieses: Jede Massagebewegung, die Schmerzen verursacht, sollte ganz vermieden werden; gehen Sie dann zu einem anderen Körperteil über.

Bevor Sie anfangen

Der Raum, in dem Sie massieren, sollte hübsch und freundlich eingerichtet und sanft beleuchtet sein. Wenn möglich, arbeiten Sie bei Tageslicht oder unter weichem Kunstlicht oder aber auch bei Kerzenschein. Hartes, grelles Licht läßt den Menschen, der massiert wird, nur an einen Operationstisch oder an den Zahnarztstuhl denken!

Sorgen Sie dafür, daß der Raum warm ist und daß es nicht zieht. Kalte Muskeln ziehen sich zusammen, und das führt dazu, daß Adrenalin ausgestoßen wird, aber genau das wollen Sie ja wegmassieren.

Wenn Sie mit Musik für eine entspannte Atmosphäre sorgen wollen, wählen Sie sanfte, ruhige Klänge, möglichst Melodien ohne Worte. Das normale Radioprogramm ist zu aufregend, weil der Rhythmus ständig wechselt. Nach einiger Zeit werden Sie sich nach der Musik bewegen, statt sich auf den Massagerhythmus zu konzentrieren. Massage-Musik sollte möglichst monoton sein, einfach nur Klänge im Hintergrund. Fragen Sie in einem Musikgeschäft nach, ob es spezielle Platten oder Kassetten zur Entspannung gibt.

Am besten läßt es sich auf einer speziellen Liege massieren. Aber natürlich werden viele von Ihnen auf dem Fußboden arbeiten müssen. Geben Sie nicht der Versuchung nach, auf dem Bett zu massieren. Dabei kommt es nicht nur zusätzlich zu enormer Spannung im Rücken, außerdem wird die Matratze den Druck absorbieren, der für den Körper bestimmt ist. Ein Schlafsack, eine Schaumstoffmatte, dicke Wolldecken, ein weicher Teppich oder eine Steppdecke sind als Unterlage geeignet. Bedecken Sie diese Unterlage mit einem Laken oder einem großen Handtuch, das sich leicht waschen läßt, wenn es Ölflecken abbekommt. Ein zweites Laken oder

Handtuch brauchen Sie, um den Körperteil wärmend zuzudecken, den Sie nicht massieren.

Massageöle

Wenn Sie ätherische Öle für die Massage auswählen, richten Sie sich dabei so weit wie möglich nach dem körperlichen und seelischen Zustand, in dem sich die andere Person befindet. Lesen Sie erst einmal in Kapitel 6 nach. Wenn Sie eine Gesichtsmassage machen oder ein Gesichtsöl für einen bestimmten Hauttyp zubereiten wollen, sehen Sie in der Tabelle auf Seite 122. nach. Und lassen Sie nicht außer acht, welches Parfüm der Mensch, den Sie massieren wollen, bevorzugt. Wenn er einen bestimmten Duft überhaupt nicht mag, hat die Massage unter Umständen auch keine Wirkung.
Ätherische Öle für eine Massage sollten mit mildem Pflanzenöl (möglichst kalt gepreßtem, damit die Nährstoffe enthalten sind) verdünnt werden, mit beispielsweise Mandel-, Soja-, Sonnenblumen- oder Maisöl. Nehmen Sie kein Mineralöl (»Babyöl«), denn ihm fehlen die Qualitäten des lebendigen Pflanzenöls, und es kann dem Körper sogar öllösliche Nährstoffe entziehen. Babys sollte man nur mit einfachem Oliven-, Mandel- oder vielleicht Sesamöl massieren (siehe Seite 128 f.). Diese Öle enthalten reichlich Vitamine, vor allem A und E, und sie werden vom Körper leicht absorbiert und genutzt.
Am einfachsten messen Sie Pflanzenöl mit einem Medizinlöffel aus Plastik mit 5 ml Inhalt ab. Auf 1 Teelöffel geht manchmal eine sehr viel kleinere Menge. Eine Verdünnung von $1/2$ bis zu 3 Prozent ist richtig für ätherische Öle, je nach Person, ätherischem Öl und Beschwerden, die zu behandeln sind. Die niedrigste Konzentrati-

on ist am besten bei der Behandlung des Gesichts, bei Kindern und bei empfindlicher Haut. Die folgenden ätherischen Öle können die meisten Hauttypen reizen, wenn sie in höherer Konzentration als 1 Prozent angewendet werden: Zitrone, Melisse, Orange, Pfefferminz, Bergamott, Basilikum, schwarzer Pfeffer. Am ungefährlichsten ist es, mit einer Konzentration von ½ Prozent zu beginnen; wenn es dabei zu keinerlei Reizungen kommt, kann man auf 1 Prozent steigern.

Einfache Maße			
Gesichtsöl:	½ % →	1 Tropfen auf 2 Teelöffel Pflanzenöl	
	1 % →	1 Tropfen auf 1 Teelöffel Pflanzenöl	
Körperöl:	2 % →	2 Tropfen auf 1 Teelöffel Pflanzenöl	
Muskelschmerz:	3 % →	3 Tropfen auf 1 Teelöffel Pflanzenöl	

Als Faustregel gilt, Massageöl nur in kleinen Mengen herzustellen, denn wenn es einmal verdünnt ist, kann ein ätherisches Öl nach etwa drei Monaten ranzig werden. Ein Anteil an Weizenkeimöl (etwa 1 Teelöffel auf 4 Teelöffel Pflanzenöl) verlängert die Haltbarkeit um etwa einen Monat. Weizenkeimöl hat Eigenschaften, die gegen Oxidation wirken.

Massieren

In einem Buch dieses Umfangs ist eine Ganzkörpermassage nicht zu beschreiben. Daher konzentriere ich mich auf die wichtigsten Bereiche der Massage in der Aromatherapie — auf den Rücken, den Kopf, das Gesicht und den Hals.

Bevor Sie beginnen, prägen Sie sich bitte Folgendes ein: Wenn Sie erst einmal Kontakt zum Körper des anderen

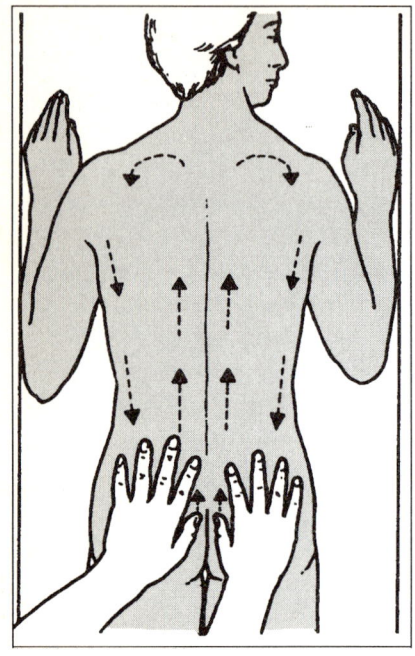

Abb. 1 Lange, weiche Bewegungen

hergestellt haben, sollten Sie versuchen, ihn nicht vor dem Ende der Massage zu unterbrechen. Wenn Sie beispielsweise Ihre Hände nachölen müssen, achten Sie darauf, daß ein Ellenbogen oder ein Knie den Körper des anderen weiterhin berührt. Es ist sehr unangenehm, wenn man daliegt, auf die nächste Massagebewegung wartet und gar nicht berührt wird.

Der Rücken

Der Rücken kann als Zugang zu dem ganzen Menschen betrachtet werden — zu Körper, Geist und Seele. Die Hauptnerven des Körpers liegen sehr dicht unter der Oberfläche und sind leicht zu erreichen. Diese Nerven verzweigen sich zu beiden Seiten der Wirbelsäule und versorgen alle inneren Organe. Wenn man sie lockert und die Bereiche mit Muskelspannung bearbeitet, verringert man den Streß von Körper und Geist. Das Ergebnis ist eine bessere Gesundheit mit einem Gefühl von Wohlbehagen.

Legen Sie den Partner auf den Bauch, der Kopf ist auf die Seite gedreht, die Arme liegen entspannt seitlich oder leicht angewinkelt mit den Händen in Schulterhöhe. Manche Leute finden es bequemer, wenn ein aufgerolltes Handtuch oder ein Kissen unter der Brust und den

Fußgelenken liegt. Knien Sie sich neben Ihren Partner. Bevor Sie Ihre Hände einölen, legen Sie eine Hand sehr sanft oben auf den Kopf und die andere unten an das Ende der Wirbelsäule. Lassen Sie sie so ein paar Sekunden liegen, damit der andere sich an Ihre Berührung gewöhnen kann.

1. Ölen Sie Ihre Hände ein; und reiben Sie sie, damit sie und das Öl warm werden. Legen Sie die Hände unten rechts und links neben die Wirbelsäule; die Finger sind entspannt und weisen in Richtung Kopf. Sie sollten auf die Wirbelsäule selbst nie Druck ausüben, aber die kräftigen Muskeln seitlich davon vertragen schon einiges an Druck. Jetzt lassen Sie Ihre Hände nach oben gleiten, bis Sie den Nacken erreicht haben. Bewegen Sie die Hände fest über die Schultern, dann nach unten. Wenn die Taille erreicht ist, ziehen Sie sie ein wenig zusammen, dann gehen Sie langsam in die Ausgangsposition zurück (siehe Abb. 1).

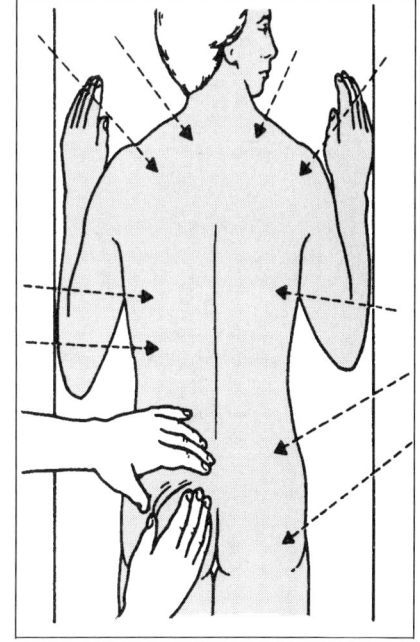

Abb. 2 Kneten

Es ist wichtig, daß die ganze Hand eingesetzt wird; formen Sie mit den Händen die Körperkonturen Ihres Partners nach, als ob Sie ihn in Ton modellieren wollten. Wiederholen Sie diese langen, festen Massa-

DER GEBRAUCH ÄTHERISCHER ÖLE

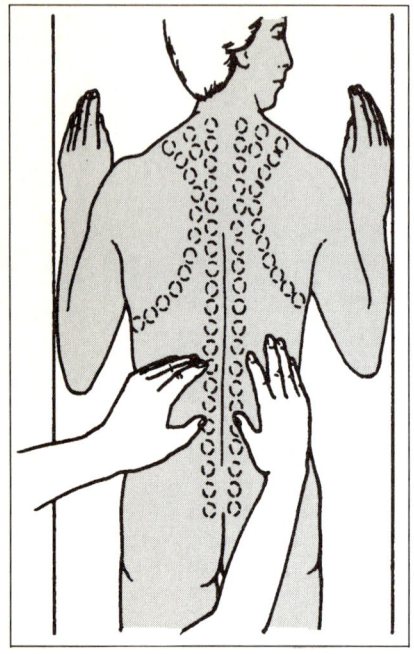

Abb. 3 Kreisen mit dem Daumen

gebewegungen mehrmals, bis der ganze Rücken gut eingeölt, aber nicht glatt und schlüpfrig ist.

Sie werden feststellen, daß für einen durchschnittlich großen Rücken 2 bis 4 Teelöffel Öl ausreichen. Menschen mit sehr trockener Haut brauchen vielleicht etwas mehr.

2. Lassen Sie nun die Hände auf die Seite des Körpers gleiten und fangen Sie zu kneten an, beginnend an den Hüften. Setzen Sie die Hände abwechselnd ein, halten Sie das Fleisch mit der gesamten Handfläche und den Fingern fest, ziehen Sie es vom Knochen fort und kneten Sie es wie Teig. Halten Sie mit der ganzen Hand Kontakt zum Körper des Partners. Bearbeiten Sie die Seiten, Arme und Schultern. Wenn Sie kleinere Bereiche erreichen (etwa um die Schulterblätter herum), arbeiten Sie mit Daumen und zwei mittleren Fingern, aber passen Sie auf, daß Sie nicht kneifen. Wechseln Sie zur anderen Körperseite und führen Sie das Ganze dort genauso durch (siehe Abb. 2).

3. Beginnen Sie unten an der Wirbelsäule und beschreiben Sie mit den Daumen an beiden Seiten der Wirbelsäule kleine Kreise bis hinauf zum Nacken. Setzen Sie

die Kreisbewegungen mit den Daumen auf dem oberen Rücken fort. Üben Sie keinen Druck auf die Wirbelsäule oder die Schulterblätter aus. Bearbeiten Sie die Muskeln oberhalb der Schulterblätter und die zwischen Schulterblättern und Wirbelsäule (siehe Abb. 3).

4. Kehren Sie zu den langen Massagebewegungen wie unter 1. zurück.
5. Die nächste Bewegung wird Ziehen genannt und an den Seiten ausgeführt. Knien Sie seitlich neben Ihrem Partner. Mit nach unten zeigenden Fingern ziehen Sie nach oben, dabei werden die Hände abwechselnd eingesetzt. Beginnen Sie an der Hüfte, arbeiten Sie sich langsam nach oben bis zur Achselhöhle vor und dann wieder abwärts. Wechseln Sie auf die andere Seite und wiederholen Sie das Ganze (siehe Abb. 4).

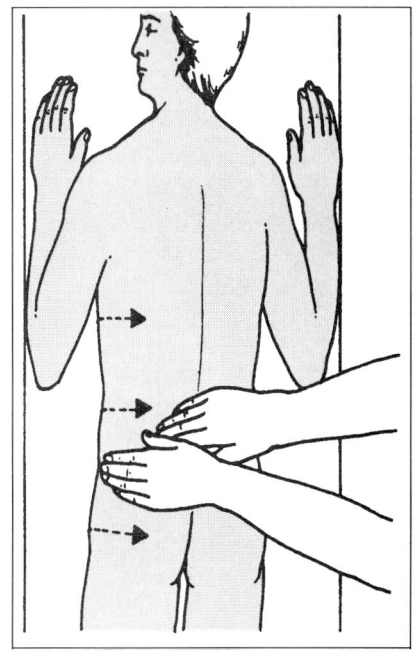

Abb. 4 Ziehen

6. Üben Sie mit den Handballen ziemlich festen Druck auf den unteren Rücken aus. Legen Sie eine Hand auf die andere, setzen Sie die ganze Hand ein und bearbeiten Sie in kreisförmigen Bewegungen Gesäß und Hüften. Wenn Sie hier verspannte Bereiche bemerken, setzen Sie die Daumen ein (siehe Abb. 5).

DER GEBRAUCH ÄTHERISCHER ÖLE

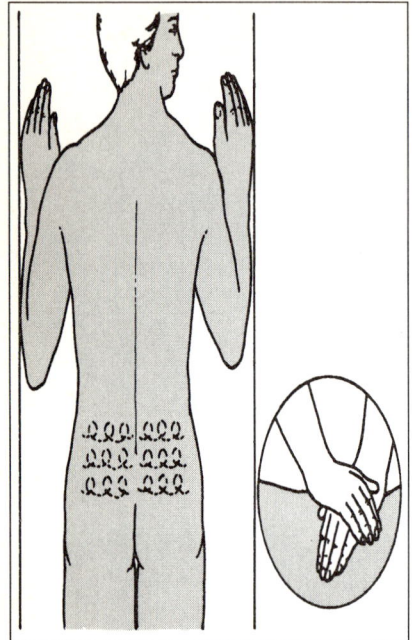

Abb. 5 Kreisen mit übereinanderliegenden Händen

7. Wiederholen Sie die langen Massagebewegungen wie unter 1.
8. Kneten Sie die Schultern sanft durch.
9. Bilden Sie mit der Hand eine Art Kelch und legen Sie sie auf das Schulterblatt. Versuchen Sie, die Haut aufdem Schulterblatt kreis- förmig zu bewegen. Machen Sie die Bewegung mehrmals nach rechts, dann nach links. Wiederholen Sie das auf dem anderen Schulterblatt (siehe Abb. 6).
10. Sie legen die Hände in der Mitte des Rückens waagerecht nebeneinander über die Wirbelsäule. Bewegen Sie eine Hand in Richtung linke Schulter, die andere gleichzeitig in Richtung rechte Hüfte. Dabei strecken Sie den Rücken. Wiederholen Sie das Ganze in Richtung rechte Schulter und linke Hüfte (siehe Abb. 7).
11. Jetzt legen Sie beide Unterarme waagerecht über den Rücken und lassen Sie langsam, aber fest auseinandergleiten — einen in Richtung Nacken, den anderen in Richtung Gesäß. Üben Sie dabei Druck aus (siehe Abb. 8).
12. Beenden Sie die Massage so, wie Sie sie begonnen haben — mit einer Hand auf dem Kopf und der ande-

ren unten an der Wirbelsäule. Wenn Sie fertig sind, nehmen Sie die Hände fort. Decken Sie den Partner mit einem Handtuch zu und lassen Sie ihn noch eine Weile ruhen.

Dieses ist die Grundmassage für den Rücken, wenn Sie aber spüren, daß zusätzlich irgendetwas nötig ist, tun Sie es. Arbeiten Sie nicht nur mit Händen und Armen, setzen Sie ruhig auch den ganzen Körper ein. Führen Sie alle Bewegungen langsam und fließend aus. Folgen Sie Ihrem natürlichen Rhythmus.

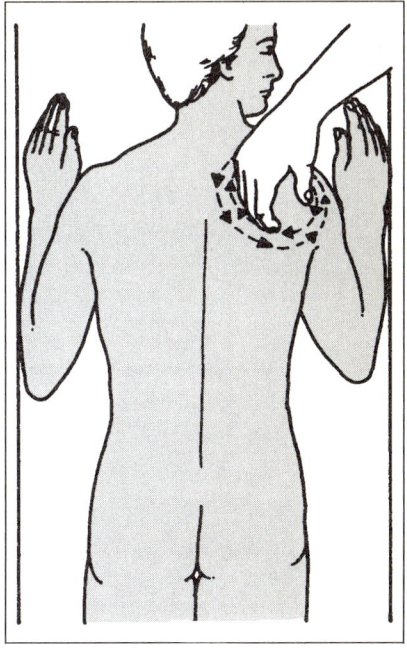

Abb. 6 Kreisen der Haut auf dem Schulterblatt

Einfühlungsvermögen ist viel wichtiger als die Perfektion von komplizierten Bewegungen, die mechanisch und unpersönlich ausgeführt werden. Am wichtigsten ist es, daß Sie Ihren eigenen, unverwechselbaren Stil entwickeln.

Gesicht und Kopf

Das Gesicht ist der Körperbereich, der bei heilenden Massagen oft vernachlässigt wird. Dabei kann eine gute Gesichts- und Kopfmassage ein wunderbares, wohltuendes Erlebnis sein. Heftiger Kopfschmerz kann innerhalb von Minuten vertrieben werden, ohne daß man zu

DER GEBRAUCH ÄTHERISCHER ÖLE

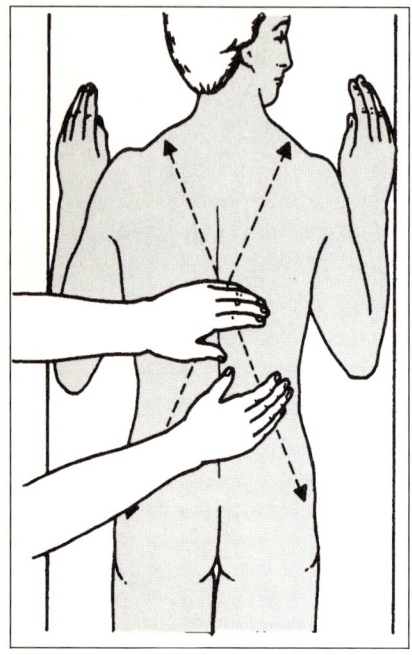

Abb. 7 Dehnen des Rückens (1)

Schmerzmitteln mit all ihren Nebenwirkungen greifen muß. Medikamente leisten gar nichts, um die Ursachen von Kopfschmerzen zu beseitigen. Sehr häufig werden diese Schmerzen durch Nerven- und Muskelspannung hervorgerufen; dagegen kann eine Aromatherapie-Massage viel ausrichten.

Wenn folgende Bewegungen einfühlsam ausgeführt werden, mildert das nicht nur die Spannung, auch das klare Denken wird kräftig angeregt. Bei Spannungen imHals- und Wirbelsäulenbereich, besonders am Schädelansatz, wird der Blutstrom behindert. Für eine optimale Hirnfunktion ist es aber wichtig, daß das Blut ungehindert in den Kopf strömen kann.

Mischen Sie ein Gesichtsöl speziell für den Menschen, den Sie massieren wollen; berücksichtigen Sie dabei seinen Hauttyp und seine Duftvorlieben. Die Haut sollte sauber und ohne Make-up sein. Geben Sie 2 Teelöffel Öl in eine Untertasse; nur ungewöhnlich trockene Haut benötigt mehr. Ohrringe, Ketten und alles, was die Massage behindern könnte, werden abgelegt.

Der Massierte sollte auf dem Rücken liegen; wenn er möchte, bekommt er ein Kissen unter die Knie, damit der untere Rückenbereich gestreckt wird. Die Schultern sind unbedeckt. Legen Sie ein Handtuch über den Partner, damit er nicht friert. Wenn Sie auf dem Boden arbeiten, setzen Sie sich möglichst mit gekreuzten Beinen hin oder knien Sie auf einem Kissen. Es ist wichtig, daß Sie eine bequeme Position einnehmen, denn der Partner würde jede Anspannung bei Ihnen spüren.

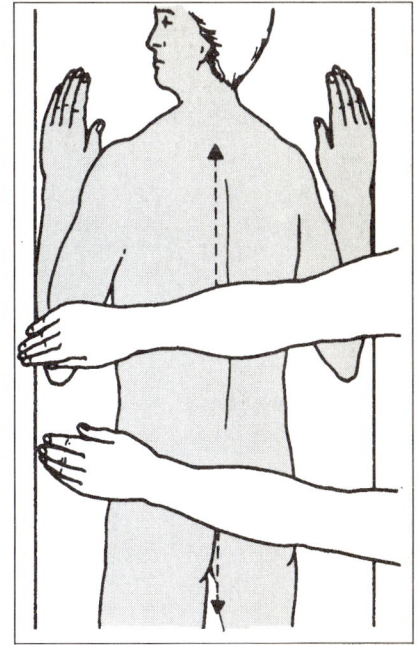

Abb. 8 Dehnen des Rückens (2)

Das Gesicht

1. . Vor dem Einölen der Hände legen Sie sie seitlich an den Kopf des Partners. Ihre Handballen sollten die Stirn bedecken. Die Finger sind gestreckt und halten die Seiten. Lassen Sie die Hände für ein paar Sekunden so.
2. Lassen Sie die Hände auf die Stirn gleiten und massieren Sie sie abwechselnd mit beiden Händen mehrmals in Richtung Haaransatz.
3. Nehmen Sie die Hände langsam von der Stirn und tauchen Sie die Finger ins Öl. Verreiben Sie es in den Händen. Sie brauchen nur ganz wenig Öl, um die Haut zu glätten. Nehmen Sie zuviel, könnte es in die Augen laufen.
4. Lassen Sie die Hände sanft über das Gesicht gleiten; Sie beginnen am Kinn, umkreisen die Augen und ge-

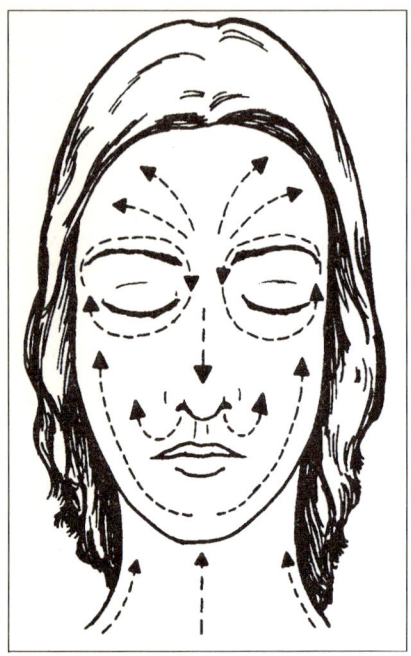

Abb. 9 Einölen von Gesicht und Hals

hen dann über zur Stirn. Hier geht es nur um das Einölen des Gesichts, erst dann beginnen Sie mit der Massage (siehe Abb. 9).

5. Ölen Sie Ihre Hände jetzt etwas mehr ein und lassen Sie sie über die Schultern bis zum Nacken gleiten. Seien Sie vorn an der Kehle sehr vorsichtig. Ihre Bewegungen sollten immer langsam und fließend sein, niemals ruckartig. Üben Sie nur leichten bis mittleren Druck aus, damit Sie nicht an der Haut zerren. Und seien Sie im Augenbereich besonders vorsichtig.

6. Legen Sie die Daumen in die Mitte auf die Stirn zwischen die Augenbrauen. Lassen Sie die Daumen in entgegengesetzte Richtungen gleiten, und wenn Sie die Schläfen erreicht haben, machen Sie einen leicht kreisförmigen Schwung, bis Sie am Haaransatz aufhören (siehe Abb. 10).

7. Kehren Sie in die Ausgangsposition zurück, dieses Mal aber zu einem etwas höheren Punkt. Wiederholen Sie die Massage wie unter 6. und arbeiten Sie sich sozusagen in Streifen über die ganze Stirn, bis Sie den Haaransatz erreichen (siehe Abb. 10).

8. Legen Sie die Daumen in die Mitte zwischen den Au-

genbrauen, und jetzt gleiten Sie ein bißchen fester über die Augenbrauen. Wiederholen Sie das ein- oder zweimal.

9. Kehren Sie in die Position wie unter 8. zurück, und dieses Mal drücken Sie ziemlich fest mit den Daumen (Ihr Partner wird es Ihnen schon sagen, wenn es zuviel ist). Üben Sie den Druck etwa drei Sekunden lang aus. Nehmen Sie die Daumen hoch und legen Sie sie etwas weiter außen wieder auf die Stirn, auch hier drücken Sie wieder. Wiederholen Sie das mit Unterbrechungen, bis Sie die äußeren Augenwinkel erreicht haben (siehe Abb. 10).

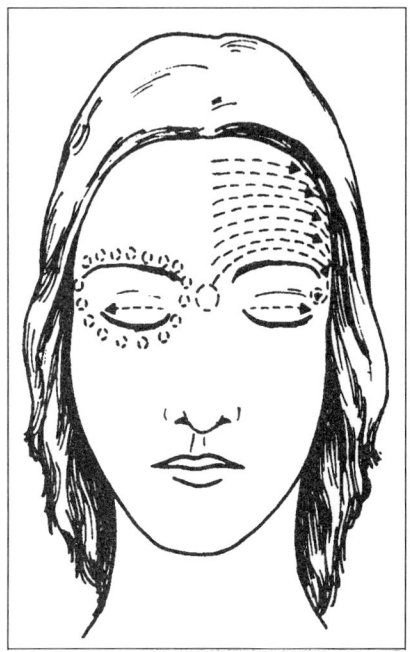

Abb. 10 Massieren der Stirn, Druckpunkte um die Augen, leichte Berührung der Augenlider

10. Legen Sie die Zeigefinger auf den Knochen unter den Augen, und zwar am inneren Augenwinkel. Wiederholen Sie die Druckbewegungen, aber hier etwas leichter, bis Sie den äußeren Augenwinkel erreicht haben. Diese Massage hilft sehr gut bei Katarrh und bei verstopften Nebenhöhlen. *Vorsicht:* Üben Sie keinen Druck aus, wenn die Nebenhöhlen geschwollen sind oder schmerzen (siehe Abb. 10).

11. Nun lassen Sie einen nicht eingeölten Daumen oder Finger sehr sanft über die Augenlider gleiten (aber

DER GEBRAUCH ÄTHERISCHER ÖLE

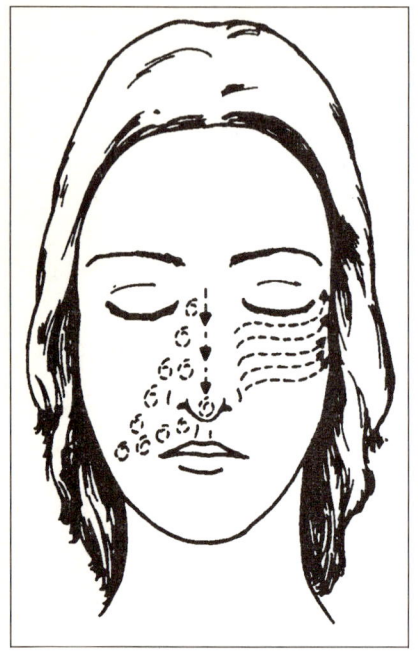

Abb. 11 Streicheln und Kreisen auf Wangen und Nase

nur, wenn der Partner keine Kontaktlinsen trägt). Drehen Sie das Auge unter dem Lid vorsichtig, erst im Uhrzeigersinn, dann in entgegengesetzter Richtung. Wiederholen Sie das ein- oder zweimal.

12. Nun lassen Sie Ihren Partner ein paar Sekunden lang die Dunkelheit genießen. Legen Sie die Handballen vorsichtig auf die Augen. Lassen Sie sie dort 10 bis 30 Sekunden lang.
13. Lassen Sie die Hände seitlich an den Kopf des Partners gleiten und üben Sie etwa 10 Sekunden lang leichten Druck auf die Schläfen aus.
14. Massieren Sie leicht das ganze Gesicht in Aufwärtsbewegungen wie unter 4.
15. Legen Sie die Daumen an die inneren Augenwinkel. Streichen Sie auswärts nach oben bis hin zu den Schläfen. Machen Sie an den Schläfen Bewegungen wie unter 6. Wiederholen Sie das, wobei Sie immer etwas tiefer beginnen. Auch hier gehen Sie sozusagen in Streifen vor, bis Sie den Wangenknochen erreichen. Wiederholen Sie das mit leichtem Druck auch unter den Wangenknochen (siehe Abb. 11).
16. Legen Sie die Zeigefinger rechts und links oben ne-

ben die Nase. In kleinen Kreisen arbeiten Sie sich nach unten bis zur Nasenspitze (siehe Abb. 11).

17. Setzen Sie die Daumen abwechselnd ein und streichen Sie von oben nach unten über den Nasenrücken. Machen Sie mit der Handfläche eine kreisförmige Bewegung auf der Nasenspitze (siehe Abb.11).

18. Mit den Mittelfingern führen Sie kleine kreisende Bewegungen neben den Nasenflügeln und auf der Oberlippe aus (siehe Abb. 11).

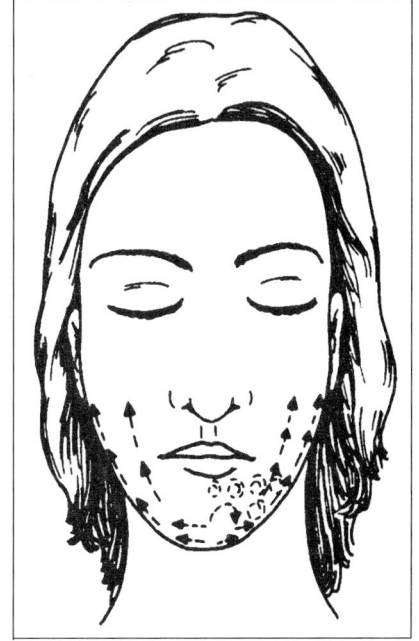

Abb. 12 Streicheln und Kreisen auf Kinn und Kiefer

19. Legen Sie Ihre Daumen auf das Kinn und ziehen Sie sie langsam und fest nach außen und aufwärts über den Unterkiefer bis hin zum Ohr.
Wiederholen Sie das, wobei Sie immer etwas weiter oben beginnen (siehe Abb. 12).

20. Kehren Sie zum Kinn zurück und beschreiben Sie mit den Daumen winzige Kreise. Lassen Sie die Daumen von der Kinnmitte am Unterkieferknochen entlang bis hinter die Ohren gleiten (siehe Abb.12).

21. Machen Sie hinter den Ohren kreisende Bewegungen. Nun kneifen Sie sanft in den Rand der Ohren, wobei Sie oben anfangen und an den Ohrläppchen aufhören. Wiederholen Sie das ein- oder zweimal,

DER GEBRAUCH ÄTHERISCHER ÖLE

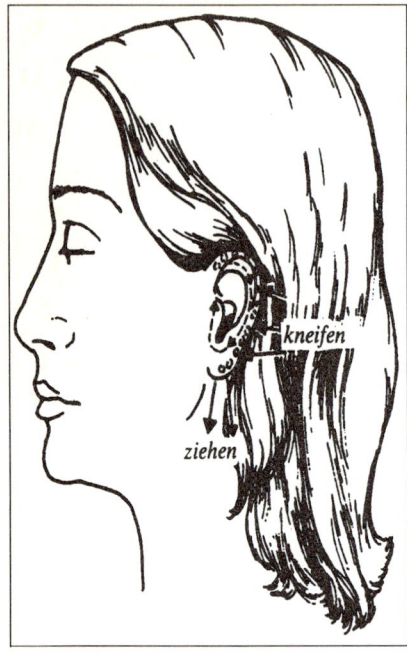

Abb. 13 Bearbeitung der Ohren

schließlich ziehen Sie die Ohrläppchen zwei- oder dreimal leicht nach unten. Dann gleiten Sie mit der Spitze des Zeigefingers vorsichtig in die Ohröffnung (siehe Abb. 13).

22. Legen Sie nun Ihre Hände auf die Augen Ihres Partners wie unter 12. beschrieben.

Der Nacken

1. Drehen Sie den Kopf des Partners vorsichtig nach links. Legen Sie Ihre linke Hand auf die Stirn. Oder wenn Ihnen das besser gefällt, lassen Sie den Kopf des Partners in Ihrer linken Hand ruhen. Legen Sie Ihre rechte Hand auf die rechte Schulter des Partners, lassen Sie die Hand fest nach oben zum Nacken gleiten. Wenn Sie die Schädelbasis erreicht haben, setzen Sie alle Finger ein und massieren den Bereich mit sanften, kreisenden Bewegungen, damit sich die Muskelspannungen lösen (siehe Abb. 14).
2. Mit allen Fingern machen Sie leichte Kreisbewegungen auf der gesamten rechten Halsseite. Sie beginnen unten und massieren bis hinauf zu den Ohren.
3. Wiederholen Sie diese Bewegungen zwei- oder dreimal.

DER GEBRAUCH ÄTHERISCHER ÖLE

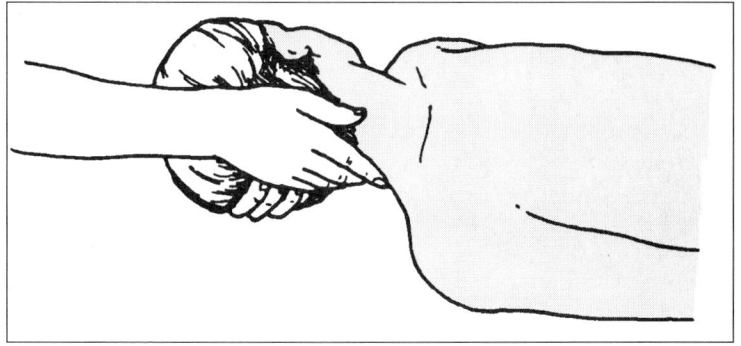

Abb. 14 Streicheln und Kreisen im Nacken

4. Drehen Sie den Kopf des Partners vorsichtig auf die rechte Seite, wiederholen Sie die Massage wie unter 2. und 3.
5. Drehen Sie den Kopf des Partners zur Mitte, so daß er wieder gerade liegt. Legen Sie die Hände waagerecht oben auf den Brustkorb eben unterhalb des Halses. Die Finger zeigen nach innen, die Mittelfinger berühren sich. Lassen Sie die Hände auseinander gleiten, über die Schultern bis hinten zum Nacken. Umfassen Sie den Kopf mit den Händen; die Fingerspitzen berühren sich dabei.
6. Ohne Unterbrechung heben Sie den Kopf des Partners ein paar Zentimeter hoch und ziehen ihn zu sich heran; dabei wird der Hals gestreckt. Lassen Sie Ihre Hände am Schädel nach oben gleiten und senken Sie den Kopf des Partners langsam wieder. Wiederholen Sie das zwei- oder dreimal (siehe Abb. 15).

DER GEBRAUCH ÄTHERISCHER ÖLE

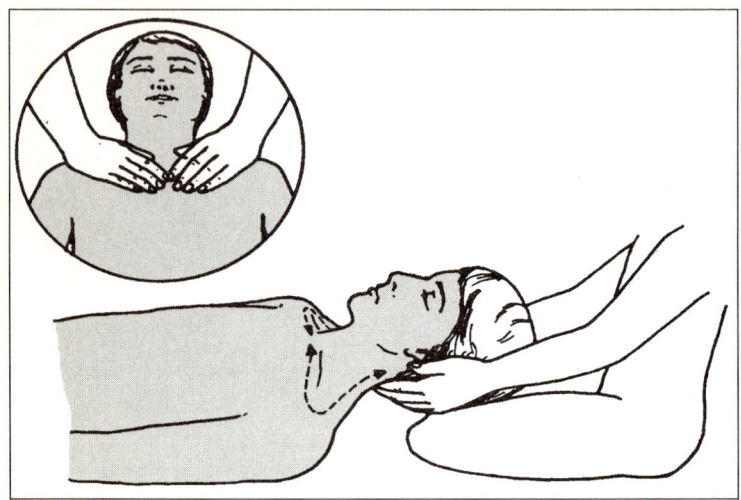

Abb. 15 Dehnen des Nackens

Der Schädel

Wenn die betreffende Person nicht ganz kahlköpfig ist, braucht die Kopfhaut nicht eingeölt zu werden.

1. Heben Sie den Kopf des Partners an und drehen Sie ihn auf die linke Seite. Üben Sie mit den Fingern festen Druck aus und bewegen Sie die Finger und die Kopfhaut auf dem Schädelknochen. Versuchen Sie, nicht einfach nur mit den Fingern durch das Haar und über die Kopfhaut zu fahren. Bearbeiten Sie den Kopf mit Aufwärts- und Abwärtsbewegungen. Wiederholen Sie das an der anderen Seite, dann legen Sie den Kopf wieder gerade hin.
2. Lassen Sie die Finger mehrmals durch die Haare des Partners gleiten, berühren Sie dabei auch die Kopfhaut.
3. Halten Sie den Kopf des Partners an den Schläfen.

DER GEBRAUCH ÄTHERISCHER ÖLE

Legen Sie etwa 5 bis 8 cm oberhalb des Haaransatzes die Daumen übereinander. In Abständen von etwa 2,5 cm drücken Sie fest gegen den Kopf. Führen Sie die Daumen so weit wie möglich nach hinten.
4. Gleiten Sie sanft mit den Händen über das Gesicht des Partners; beginnen Sie am Kinn, gleiten Sie über Nase, Augen und Stirn, schließlich durch die Haare. Wiederholen Sie das ein paarmal.
5. Beenden Sie diese Abfolge damit, daß Sie die Handflächen leicht auf die Stirn des Partners legen; die Finger weisen nach unten. Lassen Sie die Hände einige Sekunden so, bevor Sie sie fortnehmen.

»Massage« der Aura

Die Aura gilt als die strahlende Lebenskraft oder als das Magnetfeld, das alle Lebewesen umgibt, aber auch Substanzen der Erde wie Steine und Wasser.
Das Wort stammt aus dem Griechischen und bedeutet »Luft, Hauch«, denn man sagt, daß die Aura ständig in Bewegung ist. Für übersinnliche Einflüsse empfängliche Menschen beschreiben die Aura als eine regenbogenfarbene, rätselhafte, eiförmige Strahlung, rund 50 cm oder mehr um den Körper herum. Es heißt, daß sie glänzt und ihre Farbe verändert, je nach Gesundheit und seelischem Zustand. Gedämpfte Farben weisen auf negative Gefühle oder schlechte Gesundheit hin; klare Farben sind im allgemeinen ein positives Zeichen.
Die menschliche Aura setzt sich aus drei Schichten zusammen: Da ist der ätherische Körper, der den realen Körper im Abstand von 2,5 cm umhüllt. Der Astralleib strahlt 30 cm oder mehr. Schließlich gibt es den geistigen oder spirituellen Leib, der bei bestimmten »magne-

tischen« Menschen Hunderte von Metern strahlen kann.

Die Funktion des ätherischen Körpers besteht darin, Energien der Lebenskraft zu empfangen und weiterzugeben. Man sagt, er verläßt uns, wenn wir schlafen oder meditieren. Dieser Teil der Aura, der an Händen und Füßen am stärksten ausgeprägt ist, kann mit einer bestimmten Spezialtechnik sogar fotografiert werden. Die so entstandenen Bilder zeigen eine Art von Leuchten und Energiestrahlen, die aus Fingern und Zehen strömen. Das geübte Auge kann aus diesen Mustern den emotionalen und körperlichen Zustand eines Menschen ablesen und sie als Hilfsmittel für die Diagnose benutzen.

Der Astralleib oder Gefühlsleib ist am farbigsten. Übersinnlich begabte Menschen können die Aura von Frauen häufig leichter erkennen, vermutlich weil Frauen ihre Gefühle eher zum Ausdruck bringen als Männer.

Der geistige oder spirituelle Leib enthält das gesamte Potential des Menschen für die zukünftige Entwicklung.

Viele von Ihnen werden diese Vorstellungen vollkommen von der Hand weisen. Andere sind vielleicht aufgeschlossener. Der ersten Gruppe empfehle ich, sich doch noch ein wenig zu informieren. Den Aufgeschlossenen schlage ich vor, das folgende Experiment auszuprobieren.

Um die Aura zu erkennen, ist ein bestimmtes Maß an hellseherischen Fähigkeiten oder ein esoterisches Training notwendig, aber fast jeder von uns kann sie mehr oder weniger fühlen.

Suchen Sie sich einen Partner, der zum Mitmachen bereit ist, und setzen Sie sich einander gegenüber. Strekken Sie beide Hände nach vorn aus, drehen Sie die rech-

te Handfläche nach unten, die linke nach oben. Legen Sie sie in dieser Position auf die Hände des Partners. Schließen Sie die Augen und werden Sie sich der Wärme bewußt, die die Hände des Partners ausstrahlten.
Wenn Sie sich bereit fühlen, sollten Sie beide jeweils Ihre rechte Hand anheben, lassen Sie sie über der nach oben gedrehten linken Handfläche des Partners. Verharren Sie einige Minuten so, und Sie werden eine der folgenden Empfindungen erleben: Da kann ein leichter Hauch sein, wie das griechische Wort aura andeutet; oder es kann zu einem Kribbeln kommen, zu Hitzegefühl oder einem leicht magnetischen Ziehen. Wenn Sie Ihre Hand langsam vorwärts und rückwärts bewegen, kann es sein, daß Ihr Partner ein merkwürdiges Ziehen spürt oder aber auch eine Reibung, wenn Sie Ihre Hand zu Ihrem Körper bewegen.
Zur Unterbrechung des Kontakts legen Sie die Hände wieder eng aufeinander, dann trennen und schütteln Sie sie, damit etwaiges Kribbeln verschwindet, oder — um es genauer zu sagen — damit sich die Spannungen, die Sie eventuell vom Partner übernommen haben, abbauen.
Bei diesem kleinen Experiment geht es darum, die Existenz von Heilungskräften zu demonstrieren, die die Hände jedes Menschen abstrahlen. Je mehr wir uns ihrer Existenz bewußt werden, je mehr wir über die Vorstellung meditieren, daß diese Heilenergie aus unseren Händen kommt, desto stärker und nützlicher wird sie auch. Unsere Hände können noch mehr von der Aura eines Menschen aufnehmen, wenn wir ihn gerade massiert haben. Gleichzeitig wird der Empfänger aufnahmebereiter sein für die Energie, die aus Ihren Händen strömt.
Alle Menschen haben die Fähigkeit zum Heilen, aber

der Mensch, der »geheilt« wird, muß mitarbeiten, indem er sich wünscht, daß es ihm besser geht, und er sich dem Erlebnis ganz hingibt. Das funktioniert nur, wenn zwischen dem Gebenden und dem Nehmenden ein gegenseitiges tiefes Einverständnis und viel Einfühlungsvermögen besteht.

Vor der Beschreibung der Aura-Massage sollten Sie noch wissen, wie Sie sich selbst vor den emotionalen oder gar körperlichen Schmerzen des Menschen schützen, den Sie massieren. Es kommt nicht selten vor, daß sich jemand körperlich und emotional ausgelaugt fühlt, wenn er einen unglücklichen Menschen massiert hat.

Die häufigste Schutztechnik, die Heiler anwenden, ist die Visualisierung des »weißen Lichts«. Folgen Sie den Anleitungen für die Meditationsübungen in Kapitel 1. Wenn Sie die zehn Atemzüge wie unter Punkt 3 gemacht haben, fangen Sie an, ein weißes Licht am Himmel zu sehen, und Sie stellen sich vor, wie es auf Ihre Stirn strahlt. Sie spüren, wie es in Ihren Körper eindringt, bis Sie mit Licht angefüllt sind. Stellen Sie sich vor, daß das Licht anfängt, sich um Sie herumzuwickeln; Sie sind in sein Strahlen eingesponnen wie in einen Kokon. Sie sind innerhalb eines Balls aus weißem Licht und fühlen sich beschützt und sicher. Wenn Sie in dem weißen Licht geschützt sind, stellen Sie sich vor, daß der Lichtstrahl zu seinem Ursprung am Himmel zurückkehrt.

Wasser kann als schützendes Element eingesetzt werden. Nachdem Sie eine Massage ausgeführt haben, ganz gleich, welcher Art, waschen Sie die Hände unter fließendem Wasser. Wenn Sie sich nach der Massage besonders ausgelaugt oder auf irgendeine Weise unwohl fühlen, duschen Sie oder steigen Sie in ein Bad mit Wacholderzusatz. Mit einem Tropfen Wacholder können Sie sich auch die Unterarme einreiben. Wacholder hat die Kraft zur körperlichen und seelischen Reinigung.

Mein Dank gilt Yves de Maneville, einem Heiler und Aromatherapeuten mit langjähriger Erfahrung; er hat mich an seinem Wissen über Wacholder teilhaben lassen.

Die Aura kann vor dem Körper massiert werden und/oder nachher. Bewegen Sie Ihre Hände sanft in 15 cm Entfernung vom Körper des anderen, fangen Sie am Kopf an und machen Sie weiter bis zu den Füßen. Wenn Sie dort angekommen sind, schütteln Sie die Hände, damit Sie alle emotionalen/körperlichen Spannungen loswerden. Sie können sich auch auf einen Bereich konzentrieren, der eine Massage besonders nötig hat, auf schmerzende Schultern beispielsweise. Es kann sein, daß Ihr Partner Wärme oder ein Kribbeln verspürt, während sich Ihre Hände über seinen Körper bewegen.

Am Ende der Massage legen Sie eine Hand sanft auf den Kopf Ihres Partners, die andere unten auf die Wirbelsäule. Bleiben Sie so, bis Sie sich innerlich bereit fühlen, die Hände fortzunehmen.

Selbstmassage

Wenn eine Behandlung durch einen Experten nicht möglich ist oder sich kein Partner findet, der zum Mitmachen bereit ist, dann können Sie auch selbst Ihren Körper mit Öl massieren.

Mischen Sie ein paar Teelöffel Massageöl nach Ihren Bedürfnissen oder Ihren Vorlieben. Nehmen Sie erst eine Dusche oder ein Bad. Das Öl dringt leichter in die Haut ein, wenn sie warm und etwas feucht ist.

Ihre Massagebewegungen sollten immer in Richtung Herz gehen, um den Blutkreislauf zu unterstützen und den Transport der Nährstoffe in den behandelten Bereich zu erleichtern. Nur wenn Sie ungewöhnlich angespannt sind, kann eine Massage weg vom Herzen guttun. Es lindert und beruhigt, wenn Sie mit sehr leichten Abwärtsbewegungen massieren. Im allgemeinen gilt aber, daß Sie die Haut mit beiden Händen abwechselnd in einer Aufwärtsbewegung massieren sollten. Fangen Sie mit ganz leichtem Druck an und lassen Sie ihn nach und nach fester und kräftiger werden.

Wenn Sie mit festen Strichen den Blutkreislauf angeregt haben, können Sie damit anfangen, die fleischigen Bereiche wie Schenkel und Waden sanft und gleichmäßig durchzukneten. Setzen Sie die Hände abwechselnd ein, halten Sie das Fleisch mit Handfläche und Fingern fest, ziehen Sie es vom Knochen weg und kneten Sie es wie Teig. Kneifen Sie nicht so kräftig, daß es schmerzt; das nützt gar nichts und führt bestenfalls zu blauen Flecken.

Am Leib setzen Sie die ganze Hand ein und streichen im Uhrzeigersinn leicht über die Haut. Das beugt Verstopfung vor, weil die Peristaltik (rhythmisches Zusammenziehen der Ringmuskeln, um die Nahrung durch den Verdauungstrakt zu transportieren) angeregt wird. Übrigens werden ätherische Öle leichter ins Blut aufgenommen, wenn Sie im Bauchbereich einmassiert werden; auch die weiche Haut innen an den Schenkeln und Armen nimmt das Öl gut auf. Wie Sie den Kopf massieren, finden Sie auf Seite 106. Wenn die Massage über mehrere Monate täglich ausgeführt wird, kann das zu besserem Haarwuchs beitragen, weil die Haut stärker durchblutet wird und die Haarwurzeln mehr Nährstoffe bekommen. Sie brauchen dafür kein Öl zu verwenden, es sei denn, Sie wollen ein ätherisches Öl für eine Behand-

lung vor dem Haarewaschen benutzen (siehe »Haarprobleme«, Kapitel 6).
Formen Sie mit den Händen einen flachen Kelch und drücken Sie die Finger an den Seiten fest auf die Kopfhaut. Machen Sie winzige Kreisbewegungen, wobei die Finger fest an ihrem Platz bleiben und mehr die Haut auf dem Knochen bewegt wird. Massieren Sie den ganzen Kopf so.

Bäder

Die alten Ägypter, Griechen und Römer sahen in dem Ritual, in ätherischen Ölen zu baden und damit eingerieben zu werden, eine Art von Wundermittel, und dieses Ritual war so lebenswichtig wie Essen und Wein, jedenfalls für jene, die sich einen solchen Luxus leisten konnten.
Heute braucht man nicht reich zu sein, um den Luxus und die therapeutische Wirkung der Bäder mit ätherischen Ölen zu genießen – es sei denn, Sie wollen einen ganzen Springbrunnen mit Jasmin- und Rosenöl.
Es gibt viele Gründe, Essenzen in das Badewasser zu geben: einfach aus Spaß, um besser einzuschlafen, um Hautreizungen zu lindern, um Muskel- und andere Schmerzen abzubauen oder um die Stimmung zu beeinflussen. Die Öle können allein oder in der Mischung mit anderen verwendet werden.
Nachdem Sie das Badewasser eingelassen haben, geben Sie 5 bis 10 Tropfen auf die Oberfläche; bewegen Sie das Wasser, damit das Öl sich verteilt. Wenn Sie ätherische Öle in das laufende Wasser geben, verdampft viel, bevor Sie überhaupt ins Wasser steigen. Wenn Sie trockene Haut haben, können Sie die Essenzen mit ein paar Tee-

löffeln Pflanzenöl mischen. Leichter lösbar ist das ätherische Öl, wenn Sie es mit einem Teelöffel Vollmilch oder einem halben Eßlöffel milder Flüssigseife mischen.

Vorsicht: Die folgenden ätherischen Öle können stark reizen, wenn Sie mehr als 3 Tropfen in ein Bad geben, vor allem, wenn Sie empfindliche Haut haben: Basilikum, Schwarzer Pfeffer, Zitrone, Orange und Pfefferminz. Diese Essenzen sollten erst mit etwas Pflanzenöl gemischt werden, und zusammen mit anderen ätherischen Ölen sollten insgesamt nur 6 bis 10 Tropfen ins Badewasser gegeben werden. Sandelholz ist eine der mildesten Essenzen, Sie können unbedenklich bis zu 10 Tropfen pro Bad nehmen. Der Duft haftet lange, also überlegen Sie vorher, ob Sie dieses sinnliche, erdhafte Aroma auch mögen!

Als Faustregel gilt, daß man am Anfang am besten mit der kleinsten Menge an ätherischem Öl arbeitet und sie dann steigert, wenn sich die gewünschte Wirkung nicht einstellt.

Auch Kindern können Bäder mit Zusätzen guttun, aber lesen Sie den Abschnitt »Kinder und Aromatherapie« auf Seite 130 nach. Es ist sehr wichtig, daß Sie hier die richtige Konzentration anwenden.

Badetemperaturen

Sehr heiße Bäder (35–38 °C) können auslaugen, und wenn Sie oft so heiß baden, wird die Haut schnell altern. Die Idealtemperatur liegt bei 29–34 °C. Bei einem anregenden Bad sollte das Wasser kühler sein (18–21 °C). Ein Bad kurz vor dem Schlafengehen sollte lauwarm sein (24–29 °C), dann hilft es beim Einschlafen.

Fußbäder

Sie können eine gute Vorbeugung gegen Erkältungen sein. Sie helfen auch bei rheumatischen und arthritischen Schmerzen, Schwitzen, Fußpilz und anderen Hautreizungen. Fußbäder sind besonders gut bei Reflexzonenmassagen oder vor einer ganz normalen Fußmassage. Auf folgende Weise können Sie auch ein Handbad zubereiten, wenn Sie nicht nässende Hautbeschwerden behandeln wollen.

Geben Sie 5 bis 6 Tropfen ätherisches Öl (wenn gewünscht, in Pflanzenöl aufgelöst) in eine Schüssel mit handwarmem Wasser und tauchen Sie Füße (oder Hände) etwa für 15 Minuten ein. Trocknen Sie sie gründlich ab und massieren Sie in die Haut ein wenig Öl ein, das dieselbe(n) Essenz(en) wie das Bad enthält.

Kompressen

Eine Kompresse hilft bei der Behandlung von Muskelschmerzen, Verstauchungen und blauen Flecken, und sie lindert Schmerzen der inneren Organe. Kompressen können heiß oder kalt aufgelegt werden, je nach Art der Beschwerden.

Bei frischen Verletzungen wie Verstauchungen, blauen Flecken, Schwellungen, Entzündungen und auch bei Kopfschmerzen sind kalte Kompressen zu empfehlen. Bei folgenden Beschwerden sind heiße Kompressen angezeigt: alte Verletzungen, Muskelschmerzen, Zahnschmerzen, Menstruationskrämpfe, Blasenentzündung, Furunkel, Abszesse usw.

Für heiße Kompressen geben Sie etwa 6 Tropfen ätherisches Öl in gut einen halben Liter Wasser, das so heiß

sein sollte, wie Sie es vertragen können. Legen Sie ein kleines Handtuch oder ein Stück weichen Stoff in das Wasser; wringen Sie überschüssige Flüssigkeit aus und legen Sie den Stoff auf den betreffenden Bereich. Legen Sie ein Stück Plastik darüber; wenn nötig, befestigen Sie das Ganze leicht mit einer Binde. Das kann am Knöchel oder Knie der Fall sein. Nehmen Sie die Bandage erst ab, wenn sie auf Körpertemperatur abgekühlt ist; bei Bedarf nach einiger Zeit wiederholen.
Bei kalten Kompressen gehen Sie genauso vor, aber Sie nehmen Eiswasser. Lassen Sie die Bandage angelegt, bis sie sich auf Körpertemperatur erwärmt hat; bei Bedarf nach einiger Zeit wiederholen.

Inhalationen

Inhalationen sind sinnvoll bei Erkältung, Grippe, Nebenhöhlenentzündung und als Dampfbad für das Gesicht (siehe unten). Am einfachsten ist es, wenn Sie 5 oder 6 Tropfen ätherisches Öl auf ein Taschentuch geben und bei Bedarf inhalieren. Ein paar Tropfen des richtigen Öls können Sie auch auf Ihr Kopfkissen träufeln, das macht die Nase frei und läßt Sie ruhig schlafen. Asthmatiker sollten auf das Inhalieren mit Dampf verzichten, denn der konzentrierte, duftende Dampf kann einen Anfall auslösen. Dagegen sind warme Bäder mit Zusätzen in niedriger Konzentration (4 oder 5 Tropfen) empfehlenswert.
Gießen Sie einen guten halben Liter fast kochendes Wasser in eine Schüssel und geben Sie 2 bis 4 Tropfen ätherisches Öl dazu. Die Menge hängt von der Stärke der Essenz ab: Pfefferminz beispielsweise ist sehr kräftig, während Sandelholz und Benzoe recht mild sind. Inha-

lieren Sie den Dampf etwa 5 Minuten ein; niemals länger als 10 Minuten. Legen Sie ein Handtuch über Kopf und Schüssel.

Gesichtsdampfbäder

Diese Bäder dienen der Gesichtsreinigung. Den meisten Hauttypen tut ein Dampfbad mit dem richtigen Öl (siehe Seite 122) alle ein oder zwei Wochen gut. Besonders wohltuend ist es bei unreiner und verstopfter Haut. Wenn Sie aber zu geplatzten Äderchen neigen, sollten Sie auf jeden Fall solche Dampfbäder meiden. Die intensive Wärme würde die feinen Adern unter der Haut erweitern und alles noch schlimmer machen.
Für Gesichtsdampfbäder können Sie genauso eine Schüssel mit heißem Wasser nehmen wie beim Inhalieren. Aber dies zur Warnung: Amerikanische Untersuchungen zur Hautgesundheit haben ergeben, daß zuviel überschüssige Feuchtigkeit in der Haut zur »Dschungel-Akne« führen kann. Seien Sie also eher vorsichtig und sparsam.
Nach dem Dampfbad betupfen Sie das Gesicht mit kühlem Wasser oder einem Gesichtswasser, das für Ihren Hauttyp geeignet ist (siehe Kapitel 5).

Innere Anwendung

Ätherische Öle können auch eingenommen werden, aber ich empfehle, daß Sie das nur unter der Anleitung eines erfahrenen Therapeuten machen sollten. Wenn Essenzen überhaupt eingenommen werden, sollte die Dosis sehr niedrig sein: 1 Tropfen (oder noch weniger) in Weinbrand oder heißem Wasser. Aber es ist viel ungefährlicher, wenn Sie statt Essenzen Kräutertees nehmen. Fenchel- oder Orangenblütentee beispielsweise sind viel risikoloser als das Einnehmen von Fenchel- oder Neroliöl.

In anderen Flüssigkeiten als Alkohol sind ätherische Öle nur teilweise löslich. *Unverdünnt eingenommene ätherische Öle können die Magenschleimhaut verletzen!* Einige Essenzen können giftig sein, wenn sie über lange Zeit eingenommen werden, selbst in winzigen Dosierungen. Erstaunlicherweise gehören dazu auch Orange und Zitrone. Es ist wichtig, sich einmal klarzumachen und daran zu denken, daß auch »natürliche« Substanzen schädlich sein können, wenn man sie ohne Nachdenken einnimmt.

Hautpflege

Eine gesunde Haut ist der Spiegel eines guten allgemeinen Gesundheitszustands; keine noch so aufwendige äußere Behandlung mit den teuersten Pflanzenölen hilft, wenn Ihre Kost, Ihre Lebensweise und Ihre Emotionen nicht in Ordnung sind. Behandeln Sie Ihre Haut erst einmal von innen, indem Sie beispielsweise den Ratschlägen in Kapitel 1 folgen (Akne und Ekzeme werden in Kapitel 6 gesondert behandelt).

Die chemische Struktur von ätherischen Ölen ist denen der Flüssigkeiten und Öle in der Haut sehr ähnlich, deswegen nimmt die Haut sie auch so gut auf. Werden ätherische Öle in kleinen Mengen mit Pflanzenöl verdünnt oder unter eine natürliche Creme auf Pflanzenbasis gerührt (entweder unter ein unparfümiertes käufliches Produkt oder unter die Bienenwachscreme aus Kapitel

6), dann tragen sie dazu bei, Hautprobleme wie vorzeitiges Altern, ungewöhnliche Fettigkeit oder Trockenheit zu mildern und auszugleichen. Wenn Sie dieselbe Essenz dem Badewasser zusetzen oder zur Massage benutzen, verteilen sich genügend Moleküle im Blut und im Lymphsystem, um eine allgemeine Wirkung von innen auszuüben. (Damit Sie verstehen, wie die Haut ätherische Öle aufnimmt, lesen Sie Seite 45 ff. nach.)
Ich habe herausgefunden, daß Essenzen im Bad oder bei der allgemeinen Massage auch dem Teint helfen, ganz gleich, ob sie direkt auf das Gesicht aufgetragen werden oder nicht. Das liegt daran, daß die Essenzen systematisch auf den Körper als Ganzes wirken. Sehr unreine oder fettige Haut kann die ätherischen Öle nicht wirkungsvoll absorbieren, aber beim Baden oder bei einer allgemeinen Massage werden sie leichter durch die weiche Haut am Bauch, an den Innenseiten von Schenkeln und Armen und natürlich durch das Inhalieren der Dämpfe aufgenommen.
Die Grundpflege für alle Hauttypen sieht so aus:

Täglich

1. Zweimal täglich reinigen. Das kann mit einer milden, pH-neutralen Seife geschehen. Manche Leute bevorzugen Reinigungsmilch oder -wasser (das ist vermutlich am besten, wenn Sie Make-up tragen).
2. Zur Erfrischung der Haut tragen Sie ein Gesichtswasser auf; das beseitigt auch Reste von Seife oder Reinigungsmilch. Fettige Haut ist dankbar für milde adstringierende Präparate aus Rosenwasser (Rezepte in Kapitel 5).
3. Wenn die Haut noch feucht ist, tragen Sie eine Feuchtigkeitscreme aus Bienenwachs und Pflanzen-

öl (siehe Kapitel 5) oder ein gutes käufliches Präparat aus natürlichem Pflanzenöl auf. So wird die natürliche Hautfeuchtigkeit, die ständig an der Luft verdunstet, sozusagen eingesiegelt. Vermeiden Sie kommerzielle Produkte mit Feuchtigkeit anziehenden Mitteln wie Glyzerin oder ähnlichem. Im Moment fühlt sich die Haut zwar gut an, weil diese Mittel Feuchtigkeit aus der Luft holen, aber sie ziehen auch das Wasser aus den tieferen Schichten der Haut an die Oberfläche. Dieses Wasser kann dann leicht verdunsten, und die Haut wird sehr angespannt und pergamentähnlich. Sie wird »süchtig« und braucht regelmäßig Nachschub von diesen Substanzen, damit sie sich gut anfühlt. Da die meisten kommerziellen Präparate solche Substanzen enthalten, ist schätzungsweise mindestens die Hälfte der weiblichen Bevölkerung in der westlichen Welt (und zusätzlich ein paar progressive Männer) »süchtig« nach Feuchtigkeitsspendern.

Wöchentlich

1. Um die Struktur der Haut zu verbessern, vor allem, wenn Sie über 30 Jahre alt sind, ist eine Ablösung der oberen Hornschichten sinnvoll. Dabei werden die oberen abgestorbenen Zellen entfernt, die sonst leicht die Poren verstopfen und die Haut stumpf wirken lassen. Nach der Entfernung dieser Zellen sieht die Haut klarer und durchsichtiger aus. Jüngere Haut kann tote Zellen ohne Hilfe von außen abstoßen, aber mit dem Alter verlangsamt sich der Regenerationsprozeß unter der Haut. Neue Zellen bilden sich langsamer, und die alten Zellen, die in die äuße-

re Schicht geschoben werden, bleiben da sitzen und bilden Flecken.

Feuchten Sie eine Handvoll Haferkleie an (für sehr trockene Haut gemahlene Mandeln oder Maismehl) und reiben Sie das ganze Gesicht und den Hals damit ein. Seien Sie besonders sorgfältig rund um die Nasenflügel herum. Mit warmem oder kühlem Wasser abspülen.

2. Dampfbäder für das Gesicht sind auf Seite 116 beschrieben. Sie sorgen für eine Tiefenreinigung der Haut.
3. Nach einem Dampfbad oder nach dem normalen Reinigen können Sie eine Maske auflegen. Sie soll kräftigen, die Durchblutung anregen, Feuchtigkeit spenden und/oder die Haut straffer werden lassen (Rezepte für bestimmte Hauttypen finden Sie in Kapitel 5).

Ätherische Gesichtsöle

Am wirksamsten sind die ätherischen Öle in der Hautpflege, wenn Sie sie in regelmäßigen Abständen benutzen; entweder einmal die Woche oder zwei Wochen lang täglich mit einem Monat Pause dazwischen. Dann gewöhnt sich die Haut nicht an die Essenzen und kann jedesmal positiv reagieren. Ich spreche hier von direkter Anwendung im Gesicht; im Badewasser oder als Parfüm können die Essenzen täglich verwendet werden, aber denken Sie daran, Ihre Lieblingsdüfte im vierzehntägigen oder monatlichen Rhythmus zu wechseln, so kommen Sie zu den besten Wirkungen.

Sehen Sie auf der folgenden Tabelle nach, welche Essenzen für Ihren Hauttyp in Frage kommen. Bei der Herstellung von Gesichtsölen halten Sie sich an die Anleitung

DER GEBRAUCH ÄTHERISCHER ÖLE

Essenzen für spezielle Hauttypen		
Trockene Haut	*Fettige Haut*	*Alternde Haut*
Calendula Geranie Jasmin Kamille Lavendel Neroli Orange Rose Sandelholz Ylang-Ylang	Basilikum Bergamott Eukalyptus Geranie Lavendel Rosmarin Wacholder Weihrauch Zitrone Zypresse	Myrrhe Rose Sandelholz Weihrauch
Aufgedunsene Haut (zuviel Wasser)	*Ausgetrocknete Haut* (pergamentähnliche Struktur)	*Akne*
Fenchel Geranie Wacholder Zypresse	Benzoe Muskatellersalbei	Calendula Eukalyptus Kamille Lavendel Wacholder Zypresse

auf Seite 91, aber gehen Sie nicht über eine Konzentration von $1/2$ bis 1 Prozent hinaus, sonst reagiert die Haut vermutlich nach einiger Zeit mit Reizungen. Es gibt vier Möglichkeiten, Öl bei der Hautpflege anzuwenden:

1. Tragen Sie einen dünnen Film direkt nach dem Baden auf, wenn die Haut noch warm und feucht ist. Überschüssiges Öl wischen Sie nach 20 Minuten ab, damit der Rest voll absorbiert wird.
2. Tragen Sie das Öl eine halbe Stunde nach einer Maske oder einem Gesichtsdampfbad auf.
3. Tragen Sie es kurz vor einem Spaziergang an der fri-

schen Luft (vorzugweise an reiner Landluft) auf. Die Kombination von Sauerstoff und ätherischen Ölen ist ein großartiges Verjüngungsmittel. Wenn Sie nur einmal in der Woche eine Behandlung machen, dann tragen Sie das Öl dreimal täglich auf, sonst reicht es einmal.
4. Schließlich können Sie eine unparfümierte Gesichtscreme oder -lotion mit der für Ihren Hauttyp richti-gen Essenz anreichern. Rühren Sie 2 oder 3 Tropfen ätherisches Öl unter 50 g Gesichtscreme oder 1 Tropfen unter 25 ml Lotion (gründlich schütteln).

Parfüms

Viele ätherische Öle eignen sich für angenehm duftende Parfüms, allein oder mit anderen Essenzen gemischt. Sie können sie einfach nur aus Freude daran auftragen, aber auch, um die Wirkung anderer Behandlungen nach der Aromatherapie zu verstärken. Das hilft besonders gut bei emotionalen Störungen.
Am einfachsten und sparsamsten probiert man Parfümmischungen aus, wenn man 1 oder 2 Tropfen mit unterschiedlichem Duft auf ein Wattestäbchen gibt. Gefällt Ihnen das Ergebnis nicht, haben Sie nur eine kleine Menge verschwendet. Ein Beispiel: Nehmen Sie 2 Tropfen Bergamott, 1 Tropfen Lavendel, 1 Tropfen Geranie. Mögen Sie das Resultat, mischen Sie eine größere Menge in demselben Verhältnis 50 % Bergamott, 25 % Lavendel und 25 % Geranie. Bewahren Sie die Mischung möglichst in einer dunklen Glasflasche auf oder stellen Sie nur die Menge her, die Sie innerhalb von zwei oder drei Wochen verbrauchen können.

Es gibt keine festen Regeln für die Mischung (professionelle Parfümhersteller mögen anderer Meinung sein), jedenfalls nicht, soweit es die Aromatherapie betrifft. Es ist alles eine Frage des persönlichen Geschmacks. Sie brauchen nicht viel über den Flüchtigkeitsgrad, die Duftintensität und vorherrschende, mittlere und Düfte im Hintergrund zu wissen, nach meiner Erfahrung sind nur Intuition und vielleicht eine leicht künstlerische Ader notwendig. Auf alle Fälle, jeder kann eine angenehme Mischung zaubern, ob er sie nun intuitiv oder künstlerisch nennen will oder nicht.

Wenn Sie wirklich keinerlei Vorstellung vom Mischen haben, denken Sie einfach daran, daß Düfte aus derselben »Familie« im allgemeinen sehr gut harmonieren: Kräuter (Basilikum, Muskatellersalbei, Lavendel, Majoran, Rosmarin), Zitrus (Bergamott, Zitrone, Orange), Blumen (Kamille, Geranie, Neroli, Jasmin, Rose) usw. Andere Mischungen, die sich gut vertragen, sind Gewürze und Zitrus. Ich habe in Kapitel 3 nur von einem Gewürz gesprochen (Koriander), aber vielleicht probieren Sie einmal so interessante Gewürze wie Nelken, Ingwer, Muskat oder Piment aus. Sie alle lassen sich gut mit Bergamott, Orange und Zitrone mischen. Sie können aber eine Mischung sehr beherrschen, wenn sie nicht in ganz kleinen Mengen benutzt werden. Beispiel: 1 Tropfen Nelken auf 6 Tropfen Orange. Seien Sie mutig; mischen Sie einfach mal Essenzen, die nichts miteinander zu tun haben wie Weihrauch/Lavendel, Jasmin/Orange, Zypresse/Koriander/Neroli. In Kapitel 3 habe ich am Ende jedes Abschnitts Vorschläge gemacht.

Das Mischen ist die künstlerischste und aufregendste Seite der Aromatherapie, und ein ganzes Leben ist zu kurz, um die unzähligen Parfümmischungen herzustellen, die alle möglich wären.

Duft für Räume

Am wirkungsvollsten parfümiert man einen Raum mit ätherischen Ölen, wenn Sie einen Spezialbrenner benutzen (fragen Sie in dem Geschäft nach, in dem Sie Ihre Öle kaufen).

1 oder 2 Tropfen auf einem Wattebausch oder einem Taschentuch auf die Heizung legen, dann durchströmt ein leichter Duft das Zimmer. Sie können auch 1 oder 2 Tropfen auf einer Glühbirne verreiben, so daß das Öl langsam verdunstet, wenn die Birne warm wird. Tragen Sie das Öl aber immer auf die kalte Glühbirne auf, bevor Sie das Licht einschalten.

Sie können auch ein paar Tropfen Öl mit einem Zerstäuber oder einem einfachen Pflanzensprühgerät im Raum verteilen. Geben Sie etwa 5 Tropfen auf knapp 150 ml Wasser und schütteln Sie vor Gebrauch kräftig. Verglichen mit den anderen Methoden, ist die Wirkung jedoch recht kurzlebig.

Wenn Sie Räume mit ätherischem Öl parfümieren, verhindern Sie damit, daß sich bei Epidemien Infektionen ausbreiten. Dr. Jean Valnet nennt die folgenden als am wirksamsten gegen Bakterien in der Luft: Fichtennadel, Thymian, Pfefferminz, Lavendel, Zitrone, Rosmarin, Nelken, Zimt und Eukalyptus. Dem Eukalyptus schreibt man auch zu, daß er gegen Viren wirksam ist, und bei Grippe ist er ein nützliches Mittel zur Zimmerdesinfektion.

Parfümiert man einen Raum mit ätherischen Ölen, so wirkt sich das auch auf die Stimmung der Bewohner aus. Weihrauch beispielsweise hilft bei der Meditation, bei Yoga und bei tiefgehenden philosophischen Diskussionen. Orange und Nelken machen eine Winter-Party fröhlich. Lavendel und Neroli beruhigen und tragen zu friedlichem Schlaf am Ende eines hektischen Tages bei. Es gibt unendlich viele Möglichkeiten!

Aromatherapie bei Schwangerschaft und Geburt

In der Schwangerschaft müssen ätherische Öle sorgfältig ausgesucht werden. Einige wenige können giftig sein, andere können zu vorzeitigen Wehen führen, wenn sie in hoher Konzentration oder über längere Zeit innerlich angewendet werden. Nehmen Sie also keine höheren Konzentrationen als 1 Prozent (Sandelholz ist milder und kann, falls gewünscht, in einer Konzentration bis zu 2 Prozent genommen werden). Geben Sie nie mehr als 6 Tropfen einer empfohlenen Essenz ins Badewasser. Zur Vorbeugung gegen Schwangerschaftsstreifen mischen Sie Weizenkeimöl unter Ihr Massageöl (etwa 2 Teelöffel auf 5 Teelöffel Pflanzenöl); oder geben Sie 20 ml Weizenkeimöl zu der Grundcreme in Kapitel 5.

Während der Schwangerschaft unbedingt vermeiden Kampfer, Zedernholz, Wacholder, Flohkraut, Salbei. Lassen Sie auch die Finger von Essenzen, über die Sie wenig oder gar keine Informationen finden.

Empfohlene ätherische Öle

Benzoe, Bergamott, Kamille, Koriander, Zypresse, Weihrauch, Jasmin, Lavendel, Zitrone, Neroli, Rose, Sandelholz, Ylang-Ylang.

Nach der Geburt

Die oben genannten Öle; gefahrlos können Sie auch Muskatellersalbei, Fenchel (regt die Milchproduktion an), Wacholder, Ringelblume, Majoran, Myrrhe, Orange und Rosmarin verwenden. Ich habe Geranie weggelassen, weil einige stillende Mütter mir erzählt haben, daß Geranie eine anregende Wirkung auf ihr Baby hatte. Aber bei Ihrem Kind kann das ganz anders sein!

Massage

Eine Massage nach der Aromatherapie beruhigt beide, die Mutter und das ungeborene Kind. Sie können alle beschriebenen Massagebewegungen einsetzen, wenn Sie eine oder zwei Änderungen und Ergänzungen beachten.

1. Bei fortgeschrittener Schwangerschaft kann die werdende Mutter nur auf der Seite bequem liegen, wenn ihr der Rücken massiert wird. Und es ist vermutlich bequemer für sie, wenn sie das oben liegende Bein anwinkelt und darunter ein Kissen als Stütze bekommt.
2. Beginnen Sie mit der Massage in der unteren Rückenhälfte, machen Sie Kreisbewegungen mit den Fingern; dann gehen Sie zum Gesäß über und kneten es kräftig durch. In diesem Bereich treten bei Schwangeren oft Verspannungen auf.
3. Sie können leichte Kreisbewegungen auf dem Bauch ausführen. Dabei sollte die Frau auf dem Rücken liegen, unter den Knien ein Kissen als Stütze. Machen Sie langsame, vorsichtige Bewegungen, denn Sie massieren ja auch das ungeborene Baby.

Wehen

Während der Geburt können ätherische Öle sehr hilfreich sein. Eine Massage des unteren Rückens mit Lavendel während der Wehen lindert die Schmerzen und beschleunigt den Ablauf. Während des Austritts, der kürzesten, aber schmerzhaftesten Phase während der Wehen, kann Lavendel in vorsichtigen, leichten Kreisbewegungen in den Leib einmassiert werden. Das sollte fast ohne Druck geschehen, denn es ist gerade die Leichtigkeit der Berührungen, die die Muskeln entspannt. Als warme Kompresse auf dem Leib hilft Lavendel beim Ausstoßen der Nachgeburt.

Jasmin ist eine weitere Essenz, die man bei der Geburt hilfreich einsetzen kann. Als Massageöl lindert Jasmin Schmerzen und verstärkt das Zusammenziehen der Muskeln, denn es ist ein Kräftigungsmittel für die Gebärmutter.

Manchen Frauen zittern nach der ersten Phase der Wehen die Beine. In dem Fall massieren Sie die Schenkel; beginnen Sie am Oberschenkel und massieren Sie in Richtung Knie und zurück. Bei der Aufwärtsbewegung drücken Sie kräftig, bei der Abwärtsbewegung nur leicht. Achten Sie darauf, daß Ihre Bewegungen immer fließend und rhythmisch sind.

Babys und Aromatherapie

Ihr Baby wird auf ätherische Öle und Massage sehr gut reagieren, denn das Nervensystem und der Geruchssinn sind bei Säuglingen sehr sensibel. Manche Experten der Aromatherapie raten, ätherische Öle für die Massage mit Mandelöl zu verdünnen, aber ich finde es besser und ungefährlicher, reines Mandel-, Oliven-, Kokos-

oder Sesamöl zu nehmen, vor allem, wenn das Kind jünger als drei Monate ist. Danach können Sie bedenkenlos einen Tropfen der folgenden ätherischen Öle in das Badewasser des Babys geben: Rose, Kamille, Lavendel oder Ringelblume. Verdünnen Sie das ätherische Öl immer mit einigen Teelöffeln Pflanzenöl oder einem Eßlöffel Vollmilch. Oder — was noch besser ist — parfümieren Sie das Kinderzimmer mit einem ätherischen Öl. Am einfachsten ist das, wenn Sie ein paar Tropfen ätherisches Öl auf etwas feuchte Watte geben und sie auf die Heizung legen. Außer den genannten Essenzen können Sie die folgenden zum Parfümieren des Kinderzimmers nehmen, aber tragen Sie sie nicht auf die Haut des Babys auf: Benzoe, Bergamott, Zypresse, Zitrone, Majoran, Weihrauch. Wacholder, Orange.

In den letzten Jahren haben die Verfechter der natürlichen Geburt wie Frederick Leboyer und Dr. Michel Oden eine alte Kunst der Babymassage wiederentdeckt. In Regionen des Ostens und in vielen tropischen Ländern wird die Babymassage als eine wesentliche Kunst der Mutterschaft betrachtet. Über Jahrhunderte wurde diese Kunst von den Müttern an die Töchter weitergegeben. Man glaubt, daß die Babys durch Massage kräftiger werden, weil sie dann tiefer schlafen, besser essen und nicht so sehr unter Koliken zu leiden haben. Viele westliche Psychologen und Kinderärzte meinen, daß die Massage die Bindung und die Kommunikation zwischen Mutter und Kind stärkt. Natürlich massieren auch viele glückliche Väter ihre Babys.

Kinder und Aromatherapie

Kinder können eine Aromatherapie genauso genießen wie Erwachsene, aber sie sind wählerischer bei der Entscheidung für ein Öl. Sie haben meist eine Vorliebe für stark verdünnte blumige Düfte wie Rose, Lavendel, Geranie und manchmal Ylang-Ylang.
Nehmen Sie für Kinder immer eine niedrige Konzentration, etwa halb so hoch wie bei Erwachsenen. Verabreichen Sie ätherische Öle niemals innerlich, wie stark verdünnt sie auch sein mögen; nur ein qualifizierter Therapeut darf sie kleinen Kindern verordnen.
Wenn Ihr Kind ernstlich krank ist oder an chronischen Beschwerden leidet, gehen Sie zu einem homöopathisch ausgebildeten Arzt. Die meisten Kinder mögen keine Kräutermedizin, aber sie nehmen bereitwillig homöopathische Mittel auf Laktose-Basis. Wenn Sie sich für die homöopathische Behandlung entscheiden, lassen Sie ätherische Öle ganz weg, bis Ihnen Ihr Arzt wieder grünes Licht gibt (siehe Seite 146).
Bevor Sie irgendwelche Essenzen in das Badewasser des Kindes geben, verdünnen Sie sie mit ein paar Teelöffel Pflanzenöl oder 1 Eßlöffel Vollmilch, damit Sie von vornherein ausschließen, daß Ihr Kind unverdünnte Essenz in die Augen bekommt.
Lavendelöl ist eine wunderbare Essenz für das Bad vor dem Schlafengehen, wenn ein Kind nervös und gereizt ist. Diese Essenz trägt dazu bei, daß das Kind ruhig und friedlich wird und gut schläft. Bei Erkältung als Massageöl auf Brust und Rücken des Kindes verrieben, verstärkt Lavendel die beruhigende Wirkung des Bades. Sie können alle bekannten Massagebewegungen ausführen, aber üben Sie nur sehr leichten Druck aus und wenden Sie das ätherische Öl nicht im Gesicht eines Kindes

an, das jünger als acht Jahre ist. Natürlich können Sie auch Mandelöl verwenden, aber vermeiden Sie den Augenbereich.

Ältere Menschen

Wenn wir älter werden, leiden viele von uns unter Kälte und Steifheit in den Gelenken und Gliedmaßen, dazu kommt eine schlechte Durchblutung. Regelmäßige Massage und Duftbäder verbessern die Haut- und Muskelspannung, die Beweglichkeit der Glieder und die Durchblutung, und sie können auch die krankhafte Auskühlung verhindern.
Vorsicht: Sie dürfen nie jemanden massieren, der an Erkrankung der Herzkranzgefäße leidet oder eine Entzündung der Glieder (wie bei Arthritis) hat. Massagen sollen erst dann angewendet werden, wenn die Entzündung abgeklungen ist (siehe »Arthritis und Rheuma« und »Durchblutung« in Kapitel 6).
Es kann schwierig werden, ältere Menschen auf dem Fußboden liegend zu massieren. Wenn Sie also keine spezielle Massageliege haben, sollten Sie hinter der Person rittlings auf einem Stuhl sitzen. Wenn er mag, kann der Massierte sich nach vorn beugen, am besten mit einem Kissen auf den Knien. Wenn Sie am unteren Rükken angekommen sind, müssen Sie sich zum Massieren vielleicht auf den Boden knien oder sich auf einen niedrigeren Stuhl setzen.

Verbesserung der Beweglichkeit und der Durchblutung an Händen und Füßen

1. Machen Sie mit den Daumen auf dem ganzen Fuß oder auf der ganzen Hand Kreisbewegungen und konzentrieren Sie sich dabei auf die Gelenke. Gehen Sie sanft und gefühlvoll vor, wobei Sie immer in Richtung Herz massieren.
2. Halten Sie das Gelenk mit einer Hand fest, mit der anderen drehen Sie vorsichtig Hand oder Fuß, erst im Uhrzeigersinn, dann in entgegengesetzter Richtung. Aber verursachen Sie nie Schmerzen. Regelmäßige Massage führt schließlich zu freier Bewegung von Hand oder Fuß.
3. Wiederholen Sie 1.
4. Zur Linderung der Steifheit in Fingern und Zehen dehnen Sie sie vorsichtig bis zum Widerstandspunkt; auch hierbei dürfen keine Schmerzen auftreten. Drehen Sie erst im Uhrzeigersinn, dann in entgegengesetzter Richtung.

Wenn Sie sich um die Füße kümmern, setzen Sie sich nahe zu dem Partner und stützen Sie das Bein durch ein Kissen auf Ihrem Schoß. Oder lassen Sie den Behandelten das Bein auf einen Hocker legen. Hände können Sie am einfachsten bearbeiten, wenn der Massierte in einem Sessel sitzt und die Hände entspannt auf den Lehnen liegen.

5. Therapeutische Mischungen und Rezepte

Die Grundmethode für den Gebrauch von ätherischen Ölen in der Gesundheits- und Hautpflege finden Sie in Kapitel 4. Aber Sie müssen die Anleitungen genau beachten, bevor Sie eine Essenz bei sich oder einem anderen Menschen anwenden.

1. Lesen Sie erst den Abschnitt über Hautpflege in Kapitel 3 oder in Kapitel 6 die Anweisungen für die Behandlung bei bestimmten Beschwerden.
2. Mit Hilfe von Kapitel 6 und der Informationen über einzelne Öle in Kapitel 4 versuchen Sie die ätherischen Öle herauszufinden, die Ihren körperlichen und emotionalen Bedürfnissen entsprechen.
3. Vermeiden Sie vor dem Schlafengehen anregende ätherische Öle und beruhigende, wenn Sie hellwach bleiben müssen (es sei denn, Sie leiden unter nervöser Spannung oder Ängsten). Auf der Tabelle unten sehen Sie auf einen Blick, welche Öle beruhigend, neutral oder anregend sind.
4. Und schließlich sollten Sie den Duft auch mögen. Aromatherapie soll in jedem Fall Freude machen.

Beispiel 1:

Wenn Sie deprimiert und antriebslos sind und Ihre Muskeln schmerzen, nehmen Sie ein anregendes, muskelentspannendes Öl wie Bergamott, Rosmarin oder Koriander. Sie können die Öle in unterschiedlichem Verhältnis miteinander mischen, je nachdem, welchen Duft Sie bevorzugen; oder Sie verwenden sie jeweils pur. Eine kleine Menge an beruhigendem Öl wie Lavendel kann anregender werden, wenn man eine größere Menge einer anregenden Essenz wie Rosmarin dazu gibt — und umgekehrt.

Beruhigend	*Neutral*	*Anregend*
Basilikum	Bergamott	Eukalyptus
Benzoe	Geranie*	Fenchel
Jasmin*	Orange	Koriander
Kamille	Wacholder	Pfefferminz
Lavendel	Zitrone	Rosmarin
Majoran	Zypresse	
Muskatellersalbei		
Myrrhe		
Neroli		
Rose		
Sandelholz		
Weihrauch		
Ylang-Ylang		

Beispiel 2:

Wenn Sie unter der Form der Depression leiden, die in Ängsten und nervöser Spannung und Muskelschmerzen zum Ausdruck kommt, brauchen Sie eine muskelentspannende, beruhigende Essenz wie Kamille, Lavendel

---

* Kann bei manchen Menschen anregend wirken.

oder Majoran. Um diese ein wenig anregender zu machen oder ihnen eine interessante Note zu verpassen, mischen Sie sie mit Ylang-Ylang, Geranie, Neroli oder vielleicht Weihrauch.

Wenngleich einige der »neutralen« Öle wie Wacholder und Geranie beruhigende Eigenschaften haben, sind sie doch eher leicht als schwer und wirken ausgleichend auf die meisten Mischungen. Wichtig ist, daß Sie die richtige Konzentration wählen (Kapitel 4), denn ein Zuviel von jeder Essenz kann anregend, manchmal sogar verwirrend wirken.

Badeöle

Alle diese Mixturen können mit etwas Pflanzenöl gemischt oder pur ins Badewasser gegeben werden. Damit die Öle leichter lösbar sind, mischen Sie sie mit 1 Eßlöffel milder Flüssigseife oder Vollmilch.

Zum Einschlafen

1.	Ylang-Ylang	3 Tropfen
	Sandelholz	5 Tropfen
	Zitrone	2 Tropfen
2.	Lavendel	5 Tropfen
	Muskatellersalbei	2 Tropfen
	Zypresse	1 Tropfen
3.	Majoran	4 Tropfen
	Lavendel	2 Tropfen
	Bergamott	2 Tropfen

Aphrodisierend

1. Anregend
   - Koriander — 3 Tropfen
   - Schwarzer Pfeffer — 2 Tropfen
   - Jasmin — 4 Tropfen
2. Entspannend
   - Sandelholz — 5 Tropfen
   - Rose — 2 Tropfen
   - Neroli — 1 Tropfen
   - Ylang-Ylang — 2 Tropfen

Muskelschmerzen

1. Morgens
   - Rosmarin — 2 Tropfen
   - Koriander — 2 Tropfen
   - Bergamott — 2 Tropfen
   - Nelken — 2 Tropfen
2. Abends
   - Lavendel — 4 Tropfen
   - Majoran — 4 Tropfen
   - Zitrone — 2 Tropfen

Rheuma

1. Morgens
   - Koriander — 5 Tropfen
   - Eukalyptus — 2 Tropfen
   - Zypresse — 3 Tropfen
2. Abends
   - Kamille — 2 Tropfen
   - Lavendel — 4 Tropfen
   - Benzoe — 4 Tropfen

Arthritis

1. Morgens
   - Zitrone — 4 Tropfen
   - Wacholder — 4 Tropfen
   - Thymian — 1 Tropfen
2. Abends
   - Benzoe — 6 Tropfen
   - Zitrone — 2 Tropfen
   - Kamille — I Tropfen

Erkältung und Grippe

1. Morgens
   - Nelke — 2 Tropfen
   - Rosmarin — 2 Tropfen
   - Zypresse — 2 Tropfen
   - Eukalyptus — 2 Tropfen
2. Abends
   - Bergamott — 2 Tropfen
   - Majoran — 4 Tropfen
   - Zitrone — 1 Tropfen
   - Orange — 1 Tropfen

Entspannend

1. Neroli — 3 Tropfen
   - Geranie — 2 Tropfen
   - Kamille — 3 Tropfen
2. Muskatellersalbei — 4 Tropfen
   - Zedernholz — 3 Tropfen
   - Weihrauch — 2 Tropfen

Stärkend und aufbauend

1. Wacholder   2 Tropfen
   Zitrone   2 Tropfen
   Bergamott   2 Tropfen
   Rosmarin   2 Tropfen
2. Basilikum   2 Tropfen
   Geranie   4 Tropfen
   Lavendel   2 Tropfen

Massage- und Gesichtsöle

Die Badeöle können auch zu Massageöle verarbeitet werden; die Anleitung dazu finden Sie in Kapitel 4, siehe auch Hinweise auf Gesichtsöle.

Sonnenöle

Die wirkungsvollsten natürlichen Sonnenschutzöle sind Sesam, Weizenkeim und Kokos. Sie schützen jedoch nicht so gut wie die kommerziellen Produkte mit hohem Lichtschutzfaktor, aber sie sind geeignet für eine Haut, die leicht braun wird, ohne zu verbrennen, oder für bereits gebräunte Haut.

1. *50 ml (10 TL) Sesamöl*
   15 ml (3 TL) Weizenkeimöl
   3 Tropfen Lavendel oder Calendula
   In eine dunkle Flasche füllen und gut schütteln.
2. *20 ml (TL) Kokosöl*
   60 ml (12 TL) Sesamöl
   10 ml (2 TL) Weizenkeimöl

3 Tropfen Benzoe
3 Tropfen Lavendel

Da Kokosöl im allgemeinen bei Zimmertemperatur fest ist, sollten Sie das Gefäß mit dem Öl erst in eine Schüssel mit heißem Wasser stellen, bevor Sie die benötigte Menge entnehmen.

Erhitzen Sie die drei ersten Öle in einer feuerfesten Schüssel über einem Topf mit kochendem Wasser und rühren Sie gut um. Nehmen Sie die Schüssel vom heißen Wasser und schlagen Sie die Mischung, damit sich die Öle verbinden. Lassen Sie das Ölgemisch etwas abkühlen und geben Sie die Essenzen zu.

Diese Mischung wird bei Zimmertemperatur schnell fest. Bewahren Sie sie am besten in einem Glas mit Schraubverschluß auf.

Grundcreme

Selbstgemachte Hautcremes sind gehaltvoller und schwerer als die superleichten »Schaum«-Kreationen aus der Parfümerie, aber sie sind sehr wirkungsvoll und preiswert.

Bei diesem Rezept handelt es sich um eine feste Creme, die bei Hautkontakt weich wird. Sie werden sehen, daß Sie mit einer winzigen Menge sehr weit kommen. Nehmen Sie die Creme für Hände und Gesicht bei relativ trockener Haut.

Sie können mit anderen Pflanzenölen experimentieren oder mehrere von ihnen so lange mischen, bis sie eine Menge von 120 ml haben. Ein Teil Weizenkeimöl (20 ml) in der Mischung verlängert die Haltbarkeit und steigert die Heilkraft.

Lagern Sie Cremes und Salben kühl und dunkel, dann sollten sie mindestens zwei bis drei Monate halten.

30 g gelbes Bienenwachs
120 ml Mandelöl
45 ml destilliertes Wasser oder Rosen- oder Orangenblütenwasser
6–8 Tropfen ätherisches Öl

1. Bienenwachs mit dem Öl in einer feuerfesten Schale über einem Topf mit kochendem Wasser zerlassen.
2. In der Zwischenzeit das destillierte Wasser über einem zweiten Topf mit kochendem Wasser erhitzen.
3. Wenn es dieselbe Temperatur wie das Öl erreicht hat (oder heißer ist), geben Sie das Wasser tropfenweise zu der Öl-Wachs-Mischung. Mit einem Schneebesen oder einem elektrischen Rührgerät bei langsamer Geschwindigkeit schlagen.
4. Wenn etwa 2 Teelöffel Wasser untergemischt sind, Schüssel vom Herd nehmen und nach und nach den Rest unterrühren, bis alles vermischt ist.
5. Wenn die Mischung anfängt, fest zu werden, die ätherischen Öle unterrühren.
6. Mischung auf kleine, sterilisierte Glastöpfchen verteilen und gut verschließen.

Grundsalbe (Pomade)

15 g gelbes Bienenwachs
60 ml Mandelöl
4–6 Tropfen ätherisches Öl

Bienenwachs und Mandelöl über einem Topf mit kochendem Wasser erhitzen. Gut umrühren, vom Herd nehmen, und wenn die Mischung etwas abgekühlt ist, das ätherische Öl unterrühren.

Gesichtswasser

Ätherische Öle sind zwar nur teilweise wasserlöslich, man kann sie aber für die Herstellung von Gesichtswasser in destilliertes oder Blütenwasser geben, wenn man die Flasche vor Gebrauch kräftig schüttelt. Wenn Ihnen etwas Alkohol auf der Haut nichts ausmacht, mischen Sie die Essenz mit einem Teelöffel Wodka, bevor Sie sie ins Wasser geben, dann ist sie leichter löslich.

Für trockene und empfindliche Haut

300 ml destilliertes Wasser oder 50/50 mit Rosenwasser gemischt
2 Tropfen Kamille oder je 1 Tropfen Kamille und Rose
Zutaten in einem nichtmetallischen Gefäß mischen und in eine dunkle Glasflasche füllen.

Bei fettiger Haut

300 ml Orangenblütenwasser
1 Tropfen Lavendel
1 Tropfen Bergamott

Bei Akne

150 ml Hamamelis
150 ml Orangenblüten- oder Rosenwasser
1 Tropfen Lavendel oder Kamille
1 Tropfen Wacholder

Für allergische Haut

300 ml destilliertes Wasser
1 Tropfen Kamille

(Sie können noch 1 Tropfen Kamille dazugeben, wenn diese niedrige Konzentration nicht wirkt.)

Für normale Haut

300 ml Rosenwasser oder 50/50 mit destilliertem Wasser gemischt
1 Tropfen Rosmarin
1 Tropfen Lavendel oder Neroli

Rasierwasser

Es eignet sich jedes Grundrezept für Gesichtswasser, geben Sie einfach Ihre Lieblingsessenz(en) dazu. Manche Männer mögen gern etwas Alkohol im Rasierwasser, mischen Sie dann die Essenz(en) mit 1 oder 2 Teelöffel Wodka, bevor Sie sie zum Wasser geben.
Vorschläge: Weihrauch/Lavendel, Koriander/Bergamott, Sandelholz/Zitrone, Jasmin/Orange, Rosmarin/Zedernholz.

Haarwasser

Fettiges Haar

300 ml Orangenblütenwasser
3 Teelöffel Rum (weiß oder braun)
3 Tropfen Wacholder
3 Tropfen Sandel- oder Zedernholz

Lösen Sie die Öle im Rum auf, gießen Sie das Blütenwasser dazu und mischen Sie alles gut. In dunkle Glasflasche füllen.

Trockenes Haar

300 ml destilliertes Wasser oder 50/50 mit Rosenwasser gemischt
4 Teelöffel Rum
3 Tropfen Jasmin oder Ylang-Ylang
3 Tropfen Sandelholz oder Lavendel

Schuppen

150 ml destilliertes Wasser oder Blütenwasser
150 ml Hamamelis
1 Teelöffel Apfelessig
6 Tropfen Rosmarin oder Zedernholz oder je 3 Tropfen davon

Mundwasser

Für den täglichen Gebrauch

300 ml destilliertes Wasser oder 50/50 mit Hamamelis gemischt
4 Tropfen Zitrone
4 Tropfen Fenchel
4 Tropfen Nelken

Gebrauch: Vor Gebrauch gut schütteln, 2 Teelöffel der Mischung in eine kleine Tasse Wasser geben. Den Mund zweimal täglich nach dem Zähneputzen damit spülen.

Bei Ausschlag im Mund und Zahnfleischerkrankung

30 ml Myrrhetinktur
5 Tropfen Salbei
10 Tropfen Zypresse
10 Tropfen Nelken oder Pfefferminz oder Fenchel

Gebrauch: 6–8 Tropfen in eine kleine Tasse warmes Wasser geben und zwei- oder dreimal täglich spülen.

Masken

Für fettige Haut und Akne

1 Teelöffel Bierhefepulver
1 Teelöffel Naturjoghurt
1/2 Teelöffel warmes Wasser (oder auch mehr, wenn nötig)
1/2 Teelöffel Weizenkeimöl
1 Tropfen Kampfer oder Lavendel oder Wacholder

Das ätherische Öl mit dem Weizenkeimöl mischen, die anderen Zutaten unterrühren, so daß eine Paste entsteht. Eine dünne Schicht auf Gesicht und Hals auftragen und 10–15 Minuten wirken lassen. Mit kaltem Wasser abspülen.

Für trockene Haut

1/4 reife Avocado
1/2 Teelöffel Avocado- oder Weizenkeimöl
1 Tropfen Kamille oder Rose oder Geranie
ca. 1/2 Teelöffel feine Haferflocken zum Binden

Das ätherische Öl mit dem Avocado- oder Weizenkeimöl mischen. Avocado fein zerdrücken und unter das Öl rühren. Zum Binden Haferflocken unterrühren. Eine dünne Schicht auf Gesicht und Hals auftragen, 10–15 Minuten wirken lassen. Mit lauwarmen Wasser abspülen.

Für normale Haut

2 Teelöffel Naturjoghurt
1 Teelöffel Mandelöl
1 Tropfen Rosmarin oder Lavendel
ca. 1/2 Teelöffel feine Haferflocken zum Binden

Das ätherische Öl mit dem Mandelöl mischen, die anderen Zutaten unterrühren, so daß eine Paste entsteht. Auf Gesicht und Hals auftragen und 15–20 Minuten wirken lassen. Mit kaltem Wasser gründlich abspülen.

6. Heilmittel bei häufigen Beschwerden

Aromatherapie kann bei vielen Störungen helfen, aber die besten Ergebnisse erhalten Sie, wenn diese Therapie ein Bestandteil einer ganzheitlichen Gesundheitspflege ist. Damit meine ich, daß wir uns in erster Linie um die Vorbeugung gegen Krankheiten kümmern sollten, nicht einfach nur um die Behandlung der Symptome. Es ist wichtig zu wissen, daß Krankheit nicht »aus blauem Himmel« über uns hereinbricht, auch wenn es in vielen Fällen so aussehen mag. Viele Gründe können vorliegen, wenn es mit unserer Gesundheit nicht zum Besten bestellt ist. Vererbung spielt zwar eine Rolle, aber die Hauptursachen liegen in unserem Seelenzustand, in unserer Lebensweise und in unserer Ernährung. Wir müssen also dafür sorgen, ein kräftiges Immunsystem mit ungefährlichen, natürlichen Mitteln zu stärken, damit wir rundherum gesund bleiben. Wenn Ihnen das Konzept der ganzheitlichen Gesundheit nicht vertraut ist, lesen Sie in Kapitel 1 nach, bevor Sie sich mit den speziellen Heilmitteln in diesem Kapitel befassen.

Andere Formen der sanften Therapie wie Yoga oder die Anwendung von Kräutern werden empfohlen, wo es sich anbietet. Sie können sie in Verbindung mit den ätherischen Ölen anwenden. Ausnahme ist jedoch die

Homöopathie, sie wird als alternative Therapie empfohlen, wenn die Behandlung mit Essenzen und Kräutern nur teilweise Erfolg bringt. Homöopathische Mittel können durch das kräftige Aroma von ätherischen Ölen manchmal unwirksam oder schwächer werden.
Innerlich sollten ätherische Öle nur unter Anleitung eines qualifizierten Therapeuten angewendet werden; ich schlage die Behandlung mit Kräutern als Alternative vor. Wie Kräutermittel zubereitet werden, finden Sie unten. Die Grundmethoden zur Zubereitung von ätherischen Ölen zur äußeren Anwendung lesen Sie in Kapitel 4 und in den Rezepten in Kapitel 5.

Herstellung von Kräutermedizin

Aufguß

(Tee) 14 g getrocknete Kräuter in ein vorgewärmtes Porzellangefäß geben und mit 600 ml kochendem Wasser übergießen. 10–15 Minuten ziehen lassen. Wenn Sie frische Kräuter nehmen, brauchen Sie die dreifache Menge. Samen wie Fenchel oder Kümmel sollten vorher zerstoßen werden, damit die ätherischen Öle frei werden.

Dosis

Bei allgemeinen Beschwerden dreimal täglich im Abstand von vier Stunden ein Weinglas voll. Aber stehen Sie nicht nachts auf, um den Tee zu trinken. Ein guter Schlaf ist das beste Heilmittel der Natur.

Abkochen:

Diese Methode wendet man bei hartem, holzigem

Pflanzenmaterial an, bei Wurzeln und Borke. 14 g getrocknetes Material oder 42 g frisches, zerkleinertes in einen Topf oder eine feuerfeste Schüssel geben. Nehmen Sie nie Aluminium, denn giftige Ablösungen vom Gefäß reagieren mit den Pflanzenalkaloiden und den Vitaminen, und so nehmen die therapeutischen Eigenschaften Schaden. Gießen Sie 300 ml Wasser darüber und lassen Sie das Ganze 10–15 Minuten köcheln. Heiß durch ein Sieb gießen.

Dosis

Wie bei Aufguß

Beschwerden und Krankheiten

Äderchen
(geplatzte)

Hier handelt es sich um geplatzte Kapillaren (winzige Adern) direkt unter der Hautoberfläche. Die feinen Adern erweitern sich schnell, dann kommt es zu einem Blutstau unter der Haut, der als feines rotes Netz erscheint, vor allem auf Wangen und Nase, wo die Haut besonders dünn ist.

Ursache

Erblich bedingte Anlage spielt eine Rolle, aber die Beschwerden können hervorgerufen oder verschlimmert werden, wenn die Haut Wind und Wetter ausgesetzt wird; oder durch starken Kaffee, Tabak oder zu stark gewürzte Kost.

Behandlung

Reiben Sie das Gesicht immer mit einer guten, schützenden Feuchtigkeitscreme ein; vermeiden Sie Dampfbäder für das Gesicht, heiße Bäder und Sauna. Am besten stärken Sie die Aderwände und Kapillaren mit täglich 4 x 500 mg Vitamin C mit Bioflavonoiden. Bioflavonoide steigern die Wirkung von Vitamin C. Sie kommen in Zitrusfrüchten und Buchweizen vor. Buchweizen enthält auch das Riboflavonoid Rutin.

Stellen Sie sich ein Gesichtsöl (siehe Kapitel 4) mit einem Anteil Weizenkeimöl und den entsprechenden Essenzen her.

Ätherische Öle

Calendula, Kamille, Zypresse, Wacholder, Zitrone, Rose

Akne

Akne ist eine Infektion der Talgdrüsen, es kommt zu Pickeln und Pusteln im Gesicht, manchmal auch an Rücken, Hals, Schultern und Brust. Zwar denkt man bei Akne vorwiegend an die Pubertät, aber sie kann in jedem Alter auftreten.

Ursache

Bei Jugendlichen wird Akne fast immer durch die hormonelle Umstellung während der Pubertät ausgelöst, bei Erwachsenen kann sie mit einer Lebensmittelallergie zusammenhängen. Die Übeltäter sind oft Milch, künstliche Lebensmittelzusätze oder Weizen. Es gibt auch einige Hinweise darauf, daß Akne als Folge von Stoffwechselstörungen bei den Kohlehydraten auftreten kann und/oder weil die Giftstoffe im Verdauungstrakt nicht ausreichend abgebaut werden.

Alle Formen der Akne können verschlimmert werden durch unzureichende Ernährung, wenn die Kost zuviel Fett und Zucker und zuwenig rohes, frisches Gemüse und Obst enthält. Emotionale Probleme und Beschwerden vor dem Einsetzen der Menstruation sind auch oft mitverantwortlich.

Behandlung

Sechs bis zwölf Monate eine Diät, die 60 % rohe Bestandteile hat, dazu folgende Zusätze: Vitamin A — 10 000–25 000 I. E. (Internationale Einheiten), wenn vom Therapeuten verordnet, auch mehr; Vitamin B; Vitamin C mit Riboflavin 4 x 500 mg; Nachtkerzenöl (mit Vitamin E-Zusatz); Zink-Chelat oder Zink Gluconat — 2 x 15 mg; Knoblauchkapseln — 4 täglich. Das alles kann nach und nach reduziert werden, wenn sich eine Besserung einstellt.

Kräutertees können zusätzlich getrunken werden; wenn Sie die Vitaminpräparate finanziell zu sehr belasten, sind auch die Tees allein eine gute Ergänzung zu einer entgiftenden Kost. Stellen Sie sich Ihre Mischungen selbst zusammen; oder trinken Sie den Tee jeweils pur. Wechseln Sie aber im Abstand von zwei oder drei Wochen die Teesorte, damit Ihr Körper sich nicht an eine gewöhnt; das könnte die Wirkung beeinträchtigen.

HEILMITTEL BEI HÄUFIGEN BESCHWERDEN

Kräutertees

Löwenzahn, Schachtelhalm, Trigonella, Große Klette, Brennessel.

Das mag alles sehr hart und mühsam klingen, wenn Sie die »Durchschnittskost« der westlichen Welt gewohnt sind: bearbeitete, konservierte Lebensmittel mit wenig Ballaststoffen, viel Zucker, Salz und Fett — hinuntergespült mit zahlreichen Tassen Kaffee oder Tee. Der Druck zur Anpassung an die Allgemeinheit ist groß, besonders bei jungen Leuten. Eine »Spezialkost« wird von den anderen oft lächerlich gemacht. Gerade junge Leute brauchen viel Ermutigung und Unterstützung von Eltern, gleichgesinnten Freunden und Verwandten. Wenn sich auf der Haut deutliche Besserung erkennen läßt, dann kommen vielleicht sogar ein paar andere Leute auf die Idee, daß auch für sie eine gesündere Kost besser wäre.

Seien Sie vernünftig, nicht fanatisch. Sie können Ihren gesunden Ernährungsplan ruhig einmal wegen einer Einladung unterbrechen, wenn Sie am nächsten Tag zur gesunden Kost zurückkehren. Wenn Sie sich um jeden Bissen, den Sie zu sich nehmen, dauernd Sorgen und Gedanken machen, so führt das wahrscheinlich eher zu einem erneuten Aufflackern der Akne als das gelegentliche Stück Schokoladenkuchen mit einer Tasse Kaffee.

Eine kleine Warnung: Wenn Sie sich vorwiegend ungesund ohne Ballaststoffe, Körner und rohes Gemüse und Obst ernährt haben, ändern Sie Ihre Gewohnheiten nicht schlagartig. Lassen Sie es langsam angehen, führen Sie die gesunde Kost schrittweise in Ihren Ernährungsplan ein. Das kann bis zu sechs Monate dauern (siehe den Abschnitt über Ernährung in Kapitel 1); wenn Sie zu schnell umstellen, kann es zu schweren Verdauungsstörungen kommen.

Hautpflege

Reinigen Sie die Haut dreimal täglich ohne Seife oder mit einer pH-neutralen, Seife oder nehmen Sie eine milde Reinigungsmilch. Anschließend tragen Sie ein geeignetes Gesichtswasser auf (siehe Kapitel 5). Wenn die Haut spannt, reiben Sie sie dünn mit einer unparfümierten Feuchtigkeitscreme auf Pflanzenbasis ein, die Sie mit etwas Mandelöl und dem entsprechenden ätherischen Öl (Konzentration $1/2$ Prozent) mischen können.

Wöchentliche Behandlung

Wenn die Stellen nicht nässen, kann ein duftendes Gesichtsdampfbad das Abstoßen von Ablagerungen beschleunigen. Sonst tut eine wöchentliche Gesichtsmassage gut (siehe Kapitel 5).

Duftbäder

Täglich oder mindestens dreimal die Woche, damit die Gifte besser beseitigt werden; außerdem entspannen die Bäder.

Massage

Wenn möglich, einmal die Woche Rücken- oder Ganzmassage, aber nur, wenn die Stellen nicht nässen. Massage trägt zur Beseitigung der Gifte bei und fördert die tiefe Entspannung.

Lebensweise

Viel frische Luft und Bewegung, maßvolles Sonnenbaden (bis zu einer Stunde täglich). Jeden Tag Meditation und/oder Anwendung von Techniken zur tiefen Entspannung (siehe Kapitel 1).

Andere Therapien

Yoga, makrobiotische Kost, Kräuter, Allergietest. Versuchen Sie es mit Homöopathie, wenn die Behandlung mit ätherischen Ölen nach drei Monaten nicht geholfen hat

Ätherische Öle

Örtlich: Calendula, Kamille, Wacholder, Lavendel, Sandelholz, Kampfer, Eukalyptus, Bergamott (Konzentration $1/2$ Prozent). Ganz allgemein (Bäder, Massagen, Parfüms usw.): Basilikum, Rosmarin, Zypresse, Geranie, Zitrone, Neroli, Rose

Alpträume

Wir haben alle gelegentlich schlechte Träume, normalerweise nach einer Zeit voller Streß und während einer Krankheit. Diese Träume sollte man als eine emotionale Sicherung betrachten, nicht als Problem, es sei denn, sie kommen immer wieder (lesen Sie den Abschnitt über Schlaf in Kapitel 1 nach).

Behandlung

Dieselbe wie bei Ängsten, Depressionen und Schlaflosigkeit. Zusätzlich hilft es Ihnen vielleicht, wenn Sie das Schlafzimmer mit ätherischen Ölen einsprühen. Empfehlenswert sind die unten genannten Öle. Besonders gut ist Kamille, die hauptsächlich eingesetzt werden sollte.

Kräutertees

Kamille, Limettenblüte, Zitronenbalsam

Ätherische Öle

Kamille, Lavendel, Weihrauch, Sandelholz, Rose, Neroli

Ängste und Depressionen

Angstgefühle und Depressionen sind vollkommen normale Reaktionen auf schwierige Situationen; diese Gefühle verschwinden meistens wieder, wenn die Krise überwunden ist. Solche negativen Seelenzustände sind nur ein Problem, wenn sie ohne erkennbare Ursachen zur Gewohnheit werden.

Ursache

Ängste und Depressionen sind oft die Folge von Streß in seinen vielfältigen Formen. Jedoch reagiert jeder von uns auf Streßsituationen auf seine eigene Weise. Was für den einen Menschen eine schlimme Erfahrung ist, kann für den anderen einfach nur eine kleine Störung sein. Sehr oft können grundlose Ängste und Depressionen Anzeichen von schlechter Ernährung, Lebensmittelallergie oder einfach Langeweile sein.

Behandlung

Prüfen Sie erst einmal Ihre Ernährung und Lebensweise und versuchen Sie, hier etwas zu ändern, wenn das machbar ist (siehe Kapitel 1). Nehmen Sie ergänzend zu Ihrer Kost kräftige Vitamin B-Präparate und etwa 4 x 500 mg Vitamin C.

Kräutertees

Verbene, Kamille, Waldmeister, Zitronenbalsam, Limettenblüte.
Vielleicht sollten Sie auch Ihre Einstellung zum Leben überprüfen, möglicherweise mit Hilfe einer Psychotherapie, einer Beratung oder einer Gruppentherapie.
Die Aromatherapie ist eine hervorragende Heilmethode bei streßbedingten Störungen. Massage durch einen sympathischen, liebevollen Menschen trägt sehr viel dazu bei, daß sich Gelassenheit einstellt, so daß Sie Ihr Leben objektiver betrachten können. Wie auch immer, eine Selbstbehandlung mit ätherischen Ölen und anderen Geist/Seele/Körper-Techniken wie Yoga kann eine anhaltend gute Wirkung haben.
Ätherische Öle sind eine wertvolle und ungefährliche Alternative zu den Psychopharmaka und Entspannungsmitteln, die in der Schulmedizin zur Behandlung von Ängsten und Depressionen eingesetzt werden. Wenn Sie ätherische Öle benutzen, um Ihren inneren Zustand langsam und vorsichtig zu verändern, dann ist es wichtig, daß Sie sich von Ihrer Vorliebe für einen Duft leiten lassen, denn instinktiv werden wir genau von dem Öl angezogen, das unserem akuten Seelenleben am besten entspricht.
Ich habe versucht, die Essenzen nach ihren hauptsächlichen Wirkungen auf die Seele einzuteilen, aber das

kann nur ein Leitfaden sein. Menschen können sehr unterschiedlich auf einzelne Öle oder Mischungen reagieren. (Stellen Sie sich doch Ihre eigene Mischung aus zwei oder drei Ölen zusammen.) Verwenden Sie Ihr Öl im Bad, bei der Massage (ganz besonders im Bereich des Solar plexus), als Raumspray oder als Parfüm auf der Haut.

Andere Therapien

Yoga, Tai Chi, Meditation, autogenes Training, Allergietests, Homöopathie, psychotherapeutische Beratung, Bachsche Blütentherapie

Ätherische Öle

Beruhigend: Benzoe, Bergamott, Kamille, Zypresse, Geranie, Lavendel, Neroli, Weihrauch, Sandelholz, Wacholder, Majoran, Patschuli, Rose, Muskatellersalbei, Ylang-Ylang. Antidepressiv: Basilikum, Bergamott, Kamille, Koriander, Geranie, Jasmin, Lavendel, Neroli, Sandelholz, Muskatellersalbei, Patschuli, Rose, Ylang-Ylang

Arthritis und Rheuma

Es gibt viele Formen von Arthritis und Rheuma, das reicht von Gicht über Schleimbeutelentzündung bis hin zur Knochenarthritis. Alle Formen der Krankheit sind schmerzhaft und schränken die Bewegungsfreiheit mehr oder weniger ein. Es kann auch zu Entzündungen und Schwellungen rund um die Gelenke kommen, weil sich hier im Gewebe zuviele Gift- und Abfallstoffe abgelagert haben.

Ursachen

Zwar sind die Ursachen unterschiedlich, aber alle Naturtherapeuten neigen übereinstimmend zu der Annahme, daß eine Kost, die reich an säurebildenden und raffinierten, konservierten Lebensmitteln ist, in hohem Maß zu der Entstehung von arthritischen und rheumatischen Beschwerden beiträgt. Zu den anderen Faktoren gehören Verletzungen, eine kalte, feuchte Umgebung und depressive Stimmungen.

Behandlung

Sie sollte zuerst einmal damit beginnen, daß die Eßgewohnheiten geändert werden; der Kranke sollte so weit wie möglich zu stark alkalischen Lebensmitteln (siehe unten), Kräutern und ätherischen Ölen greifen und sich bewegen; am besten ist Yoga. Wenn jedoch diese Selbstbehandlung nach drei bis sechs Monaten keine Erleichterung bringt, ist es ratsam, die Hilfe eines qualifizierten Naturtherapeuten in Anspruch zu nehmen.

Da die ideale Diät ein ganz persönliches System ist (keine Diät ist für alle gleichermaßen richtig), wäre es ratsam, einen Lebensmittel-Allergietest zu machen, damit festgestellt wird, welche Nahrungsmittel besonders schädlich für Sie sind. Viele Kranke benutzen auch ein Pendel zur Bestimmung, ob sie eine bestimmte Kost gefahrlos zu sich nehmen können oder nicht. Wenn Sie einmal mit dieser Methode vertraut sind, ist sie ziemlich narrensicher.

Weitere Therapien sind auf Seite 160 aufgeführt

Ein Naturtherapeut beginnt möglicherweise mit einer

kurzen Fasten-Diät, der dann eine reinigende Diät folgt. Bevor Sie allein etwas ausprobieren, sollten Sie fachmännischen Rat beim Therapeuten suchen.

Säurebildende Nahrungsmittel müssen eingeschränkt oder ganz weggelassen werden, vor allem, wenn man von ihnen weiß, daß sie die Beschwerden verschlimmern: Alle künstlich konservierten Lebensmittel, Packungen und Dosen; raffinierte Kohlehydrate — weißes Brot, Zucker usw.; rotes Fleisch und Schweinefleischprodukte; Rotwein; Rhabarber; Stachelbeeren; schwarze und rote Johannisbeeren; Spinat; Essig; Molkereiprodukte; Eier; Gewürze; Kaffee; schwarzer Tee; Alkohol, vor allem Rotwein, Portwein und Sherry.

Ratsam ist es, weniger Salz zu essen, denn Salz trägt dazu bei, daß sich Giftstoffe ablagern.

Alkalibildende Lebensmittel gelten im Allgemeinen als gut, aber es kann durchaus sein, daß auch sie zu Problemen führen: Äpfel, Himbeeren, Grapefruit*, Zitronen*, Orangen*, Rosinen und alle Trockenfrüchte, Papayas, Ananas, Tomaten, Pfirsiche, Nektarinen, Kirschen, Erdbeeren, Aprikosen, Bananen, grüne Trauben, Sojabohnen (besonders Alfalfa), grüne Bohnen, Brunnenkresse, Sellerie, Erbsen, Feldsalat, Möhren.

Nur maßvoll essen: Fisch, weißes Fleisch, Vollkornprodukte, Hülsenfrüchte, Nüsse, Körner.

Zusätze zur Nahrung

Oft tun Kelp-Präparate (Meeresalgen) gut. Und jeder Kranke sollte täglich mindestens 500 mg Vitamin C zu sich nehmen.

---

* Obwohl es sich um »saure« Früchte handelt, werden sie bei der Verdauung alkalisch

Bäder

Um die Beseitigung der Giftstoffe über die Haut zu beschleunigen (hauptsächlich Harnsäure), sollten Sie ziemlich heiße (35 °C) Epsomsalz-Bäder nehmen, und zwar eine Woche einmal täglich, dann alle zwei Tage, bis deutliche Besserung eintritt. Danach nehmen Sie einmal in der Woche ein Epsomsalz-Bad. Lösen Sie 450 g Epsomsalz in ein paar Litern kochendem Wasser auf und geben Sie das ins Badewasser. Entspannen Sie sich 10 bis 15 Minuten in der Wanne, aber nehmen Sie keine Seife, denn sie stört die wohltuende Wirkung des Salzes. Vorsicht: Wer unter Bluthochdruck oder Herzbeschwerden leidet, sollte keine Epsomsalz-Bäder nehmen. Ältere oder sehr zarte Menschen sollten mit 225 g Epsomsalz beginnen und dann die Menge langsam steigern, bis sie die volle Menge gut vertragen.

Sie können geeignete ätherische Öle ins Badewasser geben, wenn es Ihnen Spaß macht. Wirkung haben die Öle allerdings nicht, denn solange die Haut damit beschäftigt ist, giftige Abfallstoffe abzustoßen, kann sie die Essenzen nicht aufnehmen. Ich persönlich finde, daß die Öle wohltuender sind, wenn sie eine oder zwei Stunden nach dem Bad in die Haut gerieben werden. Aber zwischen den Epsomsalz-Bädern nehmen Sie auf jeden Fall aus therapeutischen Gründen Bäder mit ätherischen Ölen. Es ist außerordentlich wichtig, die Glieder nach Massagen und heißen Bädern so viel wie möglich zu bewegen, damit sich das Blut nicht staut, denn dadurch würden die Beschwerden noch schlimmer.

Massage

Sie ist sehr hilfreich, wenn keine Entzündung vorliegt. Wenn Sie nicht sicher sind, holen Sie sich ärztlichen Rat. Am wirkungsvollsten lindert man Entzündungen und Schwellungen mit abwechselnd heißen und kalten Kompressen, die mit ätherischen Ölen getränkt sind. Hören Sie immer mit einer kalten Kompresse auf, denn eine heiße Anwendung als Letztes hätte eine ermüdende Wirkung auf die Haut (siehe Kapitel 4, Anleitungen für Kompressen).

Kräutertees

Schafgarbe, Mädesüß, Selleriesamen (aufkochen), Teufelskralle (aufkochen oder Tabletten), Geißblattblüten, Löwenzahn, Große Klette, Brennessel.

Andere Therapien

Sonne, Schwimmen, frische Luft und Salzwasser sind eine wunderbare Heilkombination; wann immer Sie können, nutzen Sie das. Yoga, Osteopathie, chiropraktische Behandlung, Kräuter, Akupunktur, Lebensmittel-Allergietest, Homöopathie.

Ätherische Öle

Kamille, Kampfer, Benzoe, Eukalyptus, Zitrone, Rosmarin, Wacholder, Zypresse, Koriander, Majoran, Lavendel, Ingwer

Bindehautentzündung

Bindehautentzündung am Auge wird hervorgerufen durch eine Kost, in der Vitamin A, Vitamin C und der Vitamin B-Komplex fehlen.

Behandlung

Nehmen Sie mehr Nahrungsmittel zu sich, die die obengenannten Vitamine enthalten. Dazu gehören Möhren, Fisch, frisches Obst, Vollkorn und Hefe. Vielleicht sollten Sie sogar eine Weile zusätzlich ein Multivitamin- und Mineralstoffpräparat nehmen, vor allem, wenn Sie anfällig für Bindehautentzündungen sind.

Nach meiner Ansicht sollten ätherische Öle niemals direkt auf die Augen aufgetragen werden, ganz gleich, wie stark verdünnt sie sind; sie könnten das empfindliche Augengewebe verätzen. Sicherer und sehr wirksam ist die Anwendung von Rosenwasser oder einer Lotion aus einem abgekühlten Kräutertee wie beispielsweise Kamille, Augenwurz oder Holunder. Wenn Sie einen Kräuterladen finden, der solche Tinkturen vorrätig hat, greifen Sie zu. Geben Sie 6 Tropfen in 120 ml warmes Wasser und legen Sie eine Kompresse auf (mit Wattebäuschen) oder baden Sie die Augen.

Blasen

Die beste Behandlung von Blasen ist ein heißes Fußbad mit einem Eßlöffel Meersalz und 6–10 Tropfen Lavendelessenz. Wiederholen Sie das Bad alle drei oder vier Stunden, bis die Blase aufgegangen ist. Tragen Sie eine

Salbe (siehe Kapitel 5) auf, die Lavendel- und Zitronenessenz enthält.

Ätherische Öle

Lavendel, Zitrone

Blasenentzündung

Blasenentzündung wird durch Infektion hervorgerufen. Wenn sie nicht richtig behandelt wird, können die Nieren Schaden nehmen. Die Symptome sind brennender Schmerz beim Wasserlassen und häufiger Harndrang. Wenn Blut oder Eiter im Urin sind, müssen Sie sofort zum Arzt gehen!

Ursache

Viele Beschwerden machen anfällig für Blasenentzündung, und nur eine ärztliche Untersuchung und Labortests des Urins können die Ursache aufdecken. Zwar kommt Blasenentzündung vor allem bei Frauen vor, aber Männer sind keineswegs immun. Nach Operationen an der Harnröhre oder bei vergrößerter Prostata kommt es leichter zu dieser Entzündung. Die vergrößerte Drüse kann auf die Blase drücken, etwas Urin wird in einer »Nebentasche« zurückgehalten, und so entsteht ein wahrer Brutplatz für Bakterien.

Bei Frauen kann der Druck einer abgesenkten Gebärmutter dafür sorgen, daß die Blase nicht vollständig entleert wird. Eine Behandlung mit ätherischen Ölen und eine Umstellung in der Ernährung sind wichtig.

Blasenentzündung kann auch durch Streß ausgelöst

werden, manchmal auch durch Industriechemikalien oder Farbdämpfe.

Zu einer »Flitterwochen-Blasenentzündung« kann es nach heftiger, langer sexueller Aktivität kommen. Die beste Vorbeugung ist hier, daß Sie direkt nach dem Geschlechtsverkehr ein Glas Wasser trinken und die Blase so bald wie möglich leeren.

Behandlung

Spülen Sie die Nieren so reichlich wie möglich mit Kamillentee, Apfelsaft (1:1 mit Wasser verdünnt) oder einfach warmem Wasser. Ihre Kost sollte vor allem aus Obst und Gemüse bestehen. Essen Sie viel Joghurt (ohne Früchte), etwa 700 ml täglich. Wenn Sie diese Menge nicht schaffen oder allergisch gegen Molkereiprodukte sind, versuchen Sie es mit Acidophilus-Tabletten. Fragen Sie im Reformhaus.

Zu der Behandlung nach der Aromatherapie gehören warme Kompressen auf dem unteren Rücken, Massagen und Bäder mit ätherischen Ölen und manchmal auch das Einnehmen von ätherischen Ölen. Letzteres sollte nur unter der Aufsicht eines qualifizierten Therapeuten geschehen.

Andere Therapien

Chiropraktische Behandlung, Osteopathie, Yoga, Kräuter, Homöopathie

Ätherische Öle

Bergamott, Kamille, Zedernholz, Eukalyptus, Lavendel, Wacholder, Fichtennadel, Sandelholz

Blaue Flecken

Legen Sie eine kalte Kompresse auf oder reiben Sie eine Salbe oder ein Öl mit den entsprechenden Essenzen auf die Stelle. Schwarzwurz- und Arnikasalben sind bei blauen Flecken und Prellungen ausgezeichnet.

Ätherische Öle

Kampfer, Nelken, Ingwer, Fenchel, Ysop, Salbei

Bronchitis

Bronchitis ist eine Infektion der Bronchien, die zu den Lungen führen. Zu den Symptomen gehört ein tief aus der Brust kommender Husten (der Körper versucht, den Schleim auszuwerfen), erhöhte Temperatur, Schmerzen in der Brust und Reizungen zwischen den Schulterblättern.

Ursache

Tabakrauch, eine schleimbildende Kost, falsches Atmen, Luftverschmutzung, schlechte Haltung, Streß und manchmal Allergien (vor allem, wenn Sie für Bronchitis anfällig sind). Das Verdauungssystem und der Kreislauf, auch die Nieren und die Haut funktionieren vielleicht schlecht, so haben es die Lungen noch schwerer, Abfallstoffe loszuwerden. Die Beschwerden werden bei feuchter, kalter Luft noch verschlimmert.

Behandlung

Am besten fastet man etwa 24 Stunden bei Fruchtsaft, der 1:1 mit Wasser, Mineralwasser oder Kräutertee verdünnt ist. Wenn Ihr Verdauungssystem es verträgt, sollten zwei oder drei Tage nur mit Obst folgen (vor allem Äpfel, Trauben und Zitrusfrüchte); vermeiden Sie Bananen und Trockenfrüchte. Während des Fastens und Halbfastens nehmen Sie täglich ein Duftbad mit der entsprechenden Essenz und stellen Sie sich ein Massageöl her, das auf Brust und Rücken verrieben wird. Gewöhnen Sie sich nach und nach an eine vorwiegend rohe Kost, möglichst frei von Molkereiprodukten und stärkehaltigen Lebensmitteln, denn sie sind schleimbildend (siehe auch Abschnitt über Ernährung in Kapitel 1). Sie sollten auch Ihre Lebensweise überprüfen und Veränderungen vornehmen, wo es möglich ist.

Inhalationen mit Dampf und Ölen wie Eukalyptus und Thymian sollten Sie zweimal am Tag machen, bis eine deutliche Besserung eintritt. Verteilen Sie mit einem Zerstäuber ein ätherisches Öl im Schlafzimmer.

Zusätze

Nehmen Sie täglich, vor allem im Winter: 4 x 500 mg Vitamin C, ein konzentriertes Vitamin B-Präparat, zwei bis vier Knoblauchkapseln.

Kräutertees

Thymian, Eukalyptus, Huflattich, Ysop, Weißer Andorn

Andere Therapien

Yoga, Osteopathie, chiropraktische Behandlung, Kräuter, Lebensmittel-Allergietest, tiefe Atemübungen

Ätherische Öle

Knoblauch, Benzoe, Basilikum, Kampfer, Thymian, Eukalyptus, Lavendel, Pfefferminz, Rosmarin, Sandelholz

Durchblutungsstörungen

Gute Durchblutung hängt ab von ausreichender Bewegung, richtigem Atmen und ausgewogener Ernährung (siehe Kapitel 1).

Behandlung

Eine Massage nach der Aromatherapie ist eines der besten Vorbeugungsmittel gegen schlechte Durchblutung und die damit verbundenen Probleme wie Krämpfe, Frostbeulen und — was schlimmer ist — Krampfadern und bei älteren und sehr jungen Menschen Auskühlung. Bei der Massage strömen das Blut und die Lymphflüssigkeit schneller durch den Körper. Der Puls wird langsamer, weil das Herz langsamer schlägt. Zwar wird die örtliche Durchblutung verstärkt, aber die Belastung des Herzens wird geringer. Der Blutdruck wird gesenkt, und es stellt sich eine allgemeine Entspannung von Körper, Geist und Seele ein.

Kräutertees

Thymian, Schafgarbe

Andere Therapien

Yoga, Reflexzonenmassage, Kräuter

Ätherische Öle

Bei der Massage und als Badezusatz: schwarzer Pfeffer, Wacholder, Zypresse, Majoran, Lavendel, Rosmarin, Nelken, Koriander, Kampfer, Orange

Ekzeme

Hier handelt es sich um eine juckende, schuppige, rissige Hautentzündung, wobei es manchmal zu klebrigen Absonderungen kommt.

Ursache

Bei vielen, die darunter leiden, kommen in der Familie schon Ekzeme oder allergische Störungen wie Asthma oder Heuschnupfen vor. Eine Allergie gegen bestimmte Bestandteile in den Nahrungsmitteln oder gegen Chemikalien oder gegen Haushaltsputzmittel gehört fast immer dazu. Jedoch liegt der größere Teil des Problems in der Persönlichkeit des Betroffenen selbst — die Beschwerden treten in Streßzeiten verstärkt auf.

Behandlung

Für alle ist ein Allergietest anzuraten. Nicht alle Menschen reagieren gleichermaßen allergisch auf dieselben Substanzen, aber alle Betroffenen sollten so weit wie möglich Molkereiprodukte meiden. Wie wichtig eine Kost mit viel rohem Salat, Obst, Körnern und Gemüse ist, kann gar nicht genug betont werden!
Vielen Betroffenen hat Nachtkerzenöl gutgetan. Die Durchschnittsdosis kann je nach persönlichen Bedürfnissen unterschiedlich sein, aber 6 bis 8 Kapseln pro Tag sind meistens richtig. Sie brauchen vielleicht auch noch ein gutes Vitamin B-Präparat und 4 x 500 mg Vitamin C.
Folgende Kräutertees sind zu empfehlen: Kamille, Roter Klee, Brennessel, Vogelmiere und Ringelblume.
Ätherische Öle können für Bäder und Massagen, selbstgemachte Cremes und Salben verwendet werden (siehe Kapitel 5). Bei trockenen Ekzemen beginnen Sie mit Kamille, bei nässenden Ekzemen mit einer Mischung Kamille/Wacholder. Versuchen Sie die anderen Essenzen (siehe unten), wenn dieses erste Mittel nicht anschlägt. Es ist immer besser, mit der niedrigsten Konzentration (½ Prozent) anzufangen.
Regelmäßige Massage mit ätherischen Ölen zeigt gute Wirkung, weil viel von der tiefliegenden Spannung abgebaut wird; so kann der Körper besser auf die natürliche Behandlung reagieren.

Andere Therapien

Allergietest, Kräuter, Homöopathie, Yoga, Meditation

Ätherische Öle

Kamille, Lavendel, Ysop, Salbei, Calendula. Nässende Ekzeme: Wacholder

Erkältungen

Eine Erkältung ist eine Infektion der oberen Atemwege, wobei Nase und Hals mitbetroffen sind.

Ursache

Obwohl es heißt, daß wir uns bei anderen Leuten anstecken oder große Temperaturschwankungen verantwortlich sind, ist es genauer, wenn wir sagen, daß wir das Entgiftungssystem in unserem Körper in eine Krise gebracht haben, meistens als Folge von falscher Ernährung und/oder seelischer Störungen. Streß aller Art scheint das Immunsystem zu schwächen, und so werden wir anfällig für die Erkältungsviren.

Behandlung

Die Schulmedizin kennt kein Mittel gegen eine normale Erkältung, aber der Nobelpreisträger Dr. Linus Pauling hat entdeckt, daß Megadosen von Vitamin C den Virus und seine Nebenwirkungen aufhalten können, wenn das Vitamin rechtzeitig vor Ausbruch der Erkältung genommen wird. Die Dosis ist tatsächlich sehr hoch: 12 Stunden lang alle 2 Stunden 500 mg Vitamin C ist ein richtiges Verhütungsmittel gegen Erkältungsviren. Wenn der Körper genug von dem Vitamin hat, macht der Virus nur noch einen Wachstumszyklus anstelle von mehreren durch. Dieses Mittel verträgt allerdings nicht jeder. Es kann zu Durchfall und Hautausschlag führen. Bei Menschen, denen diese Mengen nicht bekommen oder die zu spät zu Vitamin C gegriffen haben, bringen Aromatherapie und Kräuterpräparate Erleichterung.

Ein kurzes Fasten ist für viele Naturtherapeuten der erste Schritt zur Heilung von Infektionen; wenn das nicht in Frage kommt, ist eine Obst- und Salatkost mit reichlich heißem Kräutertee und Zitronen-Honig-Getränken zweifellos die zweitbeste Lösung.

Kräutertees

Kamille, Huflattich, Holunder, Pfefferminz, Schafgarbe Hier ein Rezept für ein Zitronen-Honig-Getränk, gewürzt mit ätherischen Ölen und etwas Weinbrand: 2 oder 3 Teelöffel Weinbrand in einen Becher geben, dazu 1 Tropfen ätherisches Öl (Zitrone, Ingwer oder Zimt). Den Saft von einer halben Zitrone dazugeben und gut umrühren. Mit heißem, aber nicht kochendem Wasser auffüllen und nach Geschmack mit Honig süßen. Dieser Schluck bringt garantiert auch die deprimierteste Seele wieder in Stimmung!

Dampfinhalationen, Duftbäder, Tropfen auf Taschentuch und Kopfkissen tragen dazu bei, die Atemwege zu klären, und verhindern, daß die Infektion bis in die Nebenhöhlen vordringt. Nehmen Sie zur Nacht immer nur beruhigende Essenzen (siehe unten). Wenn Sie kleine Kinder im Haus haben, sollten Sie zwei- bis dreimal täglich in der Wohnung ätherische Öle versprühen. Nehmen Sie ein Pflanzensprühgerät und geben Sie mit 150 ml Wasser folgende Mischung hinein: 10 Tropfen Eukalyptus, 5 Tropfen Zitrone, 5 Tropfen Fichtennadel oder Nelken. Vor Gebrauch kräftig schütteln.

Während der Wintermonate nehmen Sie täglich zwei oder drei Knoblauchkapseln als Vorbeugung gegen Infektionen. Achten Sie darauf, daß Sie ausreichend Vitamin C und Vitamine des B-Komplexes bekommen. Wenn Sie in einer Region mit Luftverschmutzung leben oder arbeiten, sollten Sie Ihre Kost durch 500 mg Vitamin C und ein starkes Vitamin B-Präparat täglich ergänzen, um Ihr Immunsystem zu stärken.

Ätherische Öle

Anregend: Schwarzer Pfeffer, Ingwer, Zimt, Nelken, Eukalyptus, Pfefferminz. Beruhigend: Basilikum, Benzoe, Kampfer, Melisse, Majoran, Lavendel. Neutral: Zitrone, Fichtennadel, Orange

Frostbeulen

Frostbeulen sind entzündliche Hautbeschwerden, bei denen der betroffene Bereich anschwillt und juckt; manchmal bilden sich auch Geschwüre. Frostbeulen treten vor allem an Zehen und Fingern auf, manchmal an Ohren und Nase.

Ursache

Kalter Wind, verbunden mit schlechter Durchblutung, manchmal Mangel an Calcium und Silizium.

Behandlung

Zur Vorbeugung massieren Sie Hände und Füße regelmäßig; kneifen Sie sich in die Ohren, um die Durchblutung anzuregen. Folgende Kräutertees sind zur Vorbeugung gut, aber auch zur inneren Behandlung, wenn es einmal zu Frostbeulen gekommen ist: Brennessel — reich an Mineralstoffen; Schachtelhalm — reich an Silizium, wirkt gegen Entzündungen.

Salben

Richten Sie sich nach dem Rezept für Grundsalbe oder -creme in Kapitel 5; fügen Sie 6 Tropfen von einem der unten aufgeführten ätherischen Öle hinzu.

Aufgebrochene Frostbeulen

Hand- und Fußbäder mit Calendula-Essenz. Eine Knoblauchkapsel aufstechen und den Inhalt auf den befallenen Bereich reiben (wenn Sie den Geruch aushalten).

Ätherische Öle

Lavendel, Zitrone, Kampfer, Calendula, Knoblauch

Furunkel

Furunkel sind ein Hinweis auf einen schlechten Allgemeinzustand, meistens als Folge von Vernachlässigung des Körpers oder von emotionalen Störungen.

Behandlung

Veränderung in Lebensweise und Ernährung (siehe Kapitel 1). Um die Furunkel nachhaltig loszuwerden, versuchen Sie, die körpereigenen Abwehrkräfte durch innere und äußere Anwendung von Kräutern und ätherischen Ölen anzuregen. Vielleicht brauchen Sie auch ein bißchen Unterstützung durch einen der folgenden Zusätze: konzentriertes Vitamin B-Präparat, 4 x 500 mg Vitamin C, vier Knoblauchkapseln täglich.

Kräutertees

Große Klette, Ampfer, Küchenschelle

Kompressen

Um den Eiter herauszuziehen, legen Sie eine heiße Kompresse mit Kamillenessenz auf; und salben Sie die Stelle später mit den geeigneten Essenzen ein.

Ätherische Öle

Kamille, Zitrone, Thymian, Lavendel, Myrrhe

Fußpilz

Hier handelt es sich um ein Pilzinfektion zwischen den Zehen, hervorgerufen durch Wärme und Feuchtigkeit. Dieser Pilzbefall kann auch an anderen Körperteilen als juckender Ausschlag auftreten (siehe Ringelflechte).

Ursache

Übermäßiges Schwitzen und wenig luftdurchlässiges Schuhwerk. Auch in öffentlichen Schwimmbädern und Sportstätten kann man sich infizieren.

Behandlung

Lassen Sie Ihre Füße atmen, setzen Sie sie möglichst oft der Sonne und der frischen Luft aus. Halten Sie sie peinlich sauber und vollkommen trocken.

Fußbäder

1. **20 ml Myrrhetinktur
2 Tropfen Benzoe
2 Tropfen Lavendel**
2. **20 ml Wodka
2 Tropfen Benzoe
2 Tropfen Zitrone
2 Tropfen Lavendel
2 Tropfen Nelken**

Sie sollten möglichst zweimal täglich angewendet werden. Richten Sie sich nach den Anleitungen in Kapitel 4, aber geben Sie 1 Teelöffel Weinessig zu, damit der normale Säuremantel der Haut wiederhergestellt wird.

Stellen Sie eine der folgenden Lösungen her und tragen Sie sie zwei- oder dreimal täglich mit feuchtem Wattebausch oder -stäbchen auf.

Wenn die Haut tief eingerissen ist und schmerzt, mischen Sie am besten die folgenden Essenzen in die Grundcreme oder -salbe aus Kapitel 5: 2 Tropfen Benzoe, 3 Tropfen Calendula, 4 Tropfen Lavendel.

Ätherische Öle

Myrrhe, Lavendel, Zitrone, Calendula, Pfefferminz

Geistige Erschöpfung

Solche Beschwerden treten nicht nur bei jungen Leuten auf, die sich auf Prüfungen und Examen vorbereiten müssen, sie kommen genauso häufig bei abgehetzten Müttern und Leuten, die im Büro arbeiten, vor.

Behandlung

Bäder mit ätherischen Ölen und Inhalationen. Geben Sie ein paar Tropfen einer der empfohlenen Essenzen auf ein Taschentuch und inhalieren Sie bei Bedarf. Rosenblättertee ist sehr gut — ein Heilmittel, zu dem schon die alten Römer griffen. Tiefe Atemübungen sollten Sie so oft wie möglich machen, vorzugsweise am offenen Fenster oder an der frischen Luft. Das beste Mittel ist eine Massage von Gesicht, Hals und Kopfhaut — eine wahrhaft wiederbelebende Methode!

Andere Therapien

Tiefe Entspannung, Meditation, Yoga (vor allem die Positionen, bei denen Sie kopfstehen)

Ätherische Öle

Basilikum, Rosmarin, Pfefferminz, Thymian, Nelken, Koriander

Grippe

Hier handelt es sich um eine Virusinfektion, die die oberen Atemwege angreift. Die Symptome sind Frieren, Fieber, Kopfschmerzen, allgemeine Schmerzen und verstopfte Nase.

Der Grippevirus schwächt die körpereigene Abwehr gegen Bakterien, und es besteht die Gefahr, daß sich als Folge eine Lungenentzündung entwickelt. Während Sie sich von einer Grippe erholen, ist es lebenswichtig, daß Sie nicht frieren und daß Sie nicht erschöpft sind durch körperliche Anstrengung irgendwelcher Art; dazu gehören auch Jogging und andere sportliche Betätigungen. Die Ursachen sind ähnlich wie bei Erkältung.

Behandlung

Wie bei Erkältungen, aber mit größerem Schwergewicht auf Eukalyptusessenz, die sehr gut gegen Viren wirkt. Nehmen Sie eine Woche lang täglich 4 bis 6 Knoblauchkapseln oder auch mehr, bis das akute Stadium vorüber ist; dann reduzieren Sie die Dosis während der Erholungsphase auf 2 oder 3 täglich. Die Erholungsphase kann in einigen Fällen bis zu einem Monat dauern.

Ätherische Öle

Schwarzer Pfeffer, Eukalyptus, Pfefferminz, Rosmarin. Beruhigend: Zypresse, Lavendel

Haarprobleme

Haarausfall

Das Problem Haarausfall als eine Folge von Streß, bestimmten Medikamenten, Krankheit, schlechter Ernährung, Schuppen und rücksichtsloser Behandlung mit chemischen Stoffen ist wieder in Ordnung zu bringen. Aber es ist vollkommen unmöglich, eine gesunde Haarpracht wiederherzustellen, wenn ein Mann durch die Wirkung des männlichen Hormons Testosteron seine Haare verliert. Glatzköpfigkeit ist bei Frauen relativ selten, und gerade darum kann sie sehr belastend sein, denn die Gesellschaft empfindet einen kahlen Kopf bei einer Frau immer noch als eine Kuriosität. Wenn Sie ein Mann sind, dem die Haare ausfallen, kann diese Information für Sie tröstlich sein: ein Übermaß an männlichen Hormonen in Ihrem Körper macht Sie unbestreitbar männlicher als Ihre Brüder mit der tollen Haarpracht! Von dem weiblichen Hormon Östrogen dagegen weiß man, daß es den Haarwuchs günstig beeinflußt, darum haben viele Frauen dickeres, glänzenderes Haar während der Schwangerschaft, wenn der Hormonspiegel hoch ist. Und so erklärt sich auch, warum das Haar nachher dünner wird, wenn es wieder zu Hormonschwankungen kommt.

Gesunder Haarwuchs hängt von ausgewogener Ernährung, innerer Harmonie und guter Durchblutung der Kopfhaut ab. Neben einer guten Kost und einer gesunden Lebensweise (siehe Kapitel 1) brauchen Sie vielleicht zusätzlich Hefe- und Kelp-Tabletten, die reichlich lebenswichtige Nährstoffe für einen guten Haarwuchs enthalten. Holen Sie sich Ihren täglichen Bedarf an Proteinen aus Eiern, Fisch, Nüssen und Körnern. Nehmen

Sie für Salatsoßen kalt gepreßtes Pflanzenöl wie Oliven- oder Sesamöl. Essen Sie viel Avocado.

Kräutertees

Schachtelhalm, Brennessel, Löwenzahn.
Wenn Sie Ihre Ernährung und Ihre Lebensweise in Ordnung gebracht haben, massieren Sie Ihre Kopfhaut täglich 5 bis 10 Minuten (siehe Kapitel 4). Noch bessere Ergebnisse bekommen Sie, wenn Sie erst eines der Haarwasser (siehe Kapitel 5) einbürsten. Yoga, vor allem die Haltungen, bei denen Sie auf dem Kopf stehen (wenn Sie sie beherrschen), sorgt für eine gute Blutversorgung der Haarwurzeln. Wenn Sie nicht kopfstehen können, legen Sie sich ein schräges Brett zu. Darauf legen Sie sich täglich zehn Minuten, mit Kopf nach unten, damit die Nährstoffe im Blut auch die Kopfhaut erreichen können. Waschen Sie das Haar ein- oder zweimal wöchentlich mit einem milden Shampoo, das natürliche Bestandteile wie Tang- oder Brennesselextrakt enthält. Geben Sie dem Spülwasser 4 bis 6 Teelöffel von einem der unten empfohlenen ätherischen Öle bei. Um die Kopfhaut vor dem Waschen aufnahmebereit zu machen, geben Sie 6 Tropfen von einer der empfohlenen Essenzen in 1 Eßlöffel Kokos-, Jojoba- oder Mandelöl, und massieren Sie die Mischung in Haar und Kopfhaut. Wickeln Sie den Kopf in ein vorgewärmtes Handtuch (alle Viertelstunde erneuern), die Wärme trägt dazu bei, daß das Öl gut absorbiert wird. Machen Sie das Ganze eine Stunde vor dem Waschen. Die Behandlung ist nur einmal wöchentlich nötig.

Ätherische Öle

Rosmarin, Lavendel, Salbei, Thymian

Schuppen

Im Grunde gibt es zwei Arten von Schuppen, wenngleich die Dermatologen mehrere Formen unterscheiden. Bei einfachen Schuppen (Pityriasis) handelt es sich um das Ablösen der Hautzellen an der Oberfläche; das liegt oft an zu seltenem Bürsten, an schlechter Durchblutung der Kopfhaut, an zu scharfen Haarpflegemitteln oder zu wenig Spülen nach der Wäsche. Die zweite Form, die fettige Seborrhöe, kommt seltener vor. Dabei handelt es sich um dicke, fettige Stellen, die sich leicht entzünden können; anschließend kommt es zur Schorfbildung. Diese Form von Schuppen ist mit ziemlicher Sicherheit eine Folge von falscher Ernährung oder einer Lebensmittelallergie. Molkereiprodukte sind hier oft die Hauptübeltäter, aber es könnte auch eine Allergie gegen ein scheinbar harmloses Nahrungsmittel wie Weizen vorliegen. Wenn Sie wissen, daß Ihre Kost ausgeglichen ist, daß Sie sonst ziemlich gesund und weitgehend streßfrei sind, dann ist es ratsam, einen Lebensmittel-Allergietest zu machen und sich in eine Konstitutionstherapie bei einem erfahrenen Homöopathen zu begeben. Aber auch die hier beschriebene Behandlung hilft bei beiden Formen von Schuppen.

Behandlung

Ähnlich wie die Behandlung bei Haarausfall, aber mit ein paar Ergänzungen. Shampoos mit Arzneizusätzen sollten Sie meiden wie die Pest. Sie beseitigen die Beschwerden für einen oder zwei Tage, und dann kommen die Schuppen mit Macht zurück. Wenn die Shampoos Schwefellösung, Teerderivate oder Sylizylsäure enthalten, kann es sogar zu einer allergischen Reaktion der Kopfhaut mit Reizung kommen, und schließlich wird auch das Haar geschädigt. Nehmen Sie ein mildes Shampoo mit Extrakten von Brennessel oder Kapuzinerkresse. Die besten ätherischen Öle sind Kamille, Wacholder oder Lavendel. Sie werden so angewendet wie bei Haarausfall. Zu dem Pflegemittel, das Sie vor dem Waschen anwenden, geben Sie den Inhalt von zwei Vitamin E-Kapseln. Es kann auch sinnvoll sein, 4 x 50 mg Nachtkerzenöl zu nehmen. Es hat sich bei vielen Hautleiden als wirkungsvoll erwiesen, auch bei Ekzemen und Dermatitis, die in vieler Hinsicht den Schuppen sehr ähnlich sind.

Andere Therapien

Kräuter, Lebensmittel-Allergietest, Homöopathie

Ätherische Öle

Kamille, Lavendel, Wacholder, Rosmarin.

Halsschmerzen

Halsschmerzen sind oft das erste Symptom für eine Erkältung oder Grippe oder eine andere Viruserkrankung.

Behandlung

Was auch immer der Grund ist, zur Behandlung sollte dreimaliges Gurgeln täglich mit der folgenden Mischung gehören: 100 ml destilliertes Wasser, 5 Tropfen Zitrone, 5 Tropfen Eukalyptus, 5 Tropfen Rosmarin oder Thymian. Vor Gebrauch kräftig schütteln. Lösen Sie 2 oder 3 Teelöffel der Mischung in einer Tasse warmem Wasser auf.

Ätherische Öle

Bergamott, Zitrone, Rosmarin, Thymian, Eukalyptus

Herpes Simplex

Schmerzhafte Bläschen auf den Lippen und um den Mund herum, hervorgerufen durch innere Gifte auf Grund von schlechter Ernährung und Streß. Der Virus »schläft« in vielen Menschen und kommt nur zum Ausbruch, wenn der Körper geschwächt ist. Herpes kann durch Sonne verschlimmert werden; bei manchen empfindlichen Menschen kommt der Ausschlag durch Sonne zum Ausbruch.

Behandlung

Überprüfen Sie Ihre Ernährung, Ihre Lebensweise und Ihre Emotionen (siehe Kapitel 1). Vielleicht brauchen Sie eine Zeitlang zusätzlich Vitamine, besonders den B-Komplex und C. Trinken Sie dreimal täglich Schachtelhalmtee. Er enthält viel Silizium — eine Hilfe für alle, die an Herpes (oder anderen Hautbeschwerden) leiden.

Tragen Sie die folgende Lotion drei- oder viermal täglich auf: 50 ml destilliertes Wasser, 1 Teelöffel Myrrhetinktur, 4 Tropfen Kamillenessenz (oder eine andere der unten empfohlenen). In eine dunkle Glasflasche füllen und vor Gebrauch kräftig schütteln.

Andere Therapien

Kräuter, Homöopathie.

Ätherische Öle

Kamille, Bergamott, Eukalyptus, Myrrhe, Zitrone

Heuschnupfen

Das ist eine jahreszeitlich bedingte Allergie gegen Pollen in der Luft oder Sporen in der Erde. Zu den Symptomen gehören übermäßiges Niesen, eine juckende, verstopfte oder laufende Nase, gereizte, rote, tränende Augen und Lichtempfindlichkeit. Manche Menschen leiden unter asthmaähnlichen Beschwerden, sie husten oder schnaufen.
Bei allergischen Menschen reagiert das körpereigene Abwehrsystem auf Pollen wie auf Gift. Es produziert Antikörper, die eine Wechselwirkung mit den Pollen haben, und so werden Histamine und andere chemische Substanzen freigesetzt. Die führen dann zu den klassischen Symptomen.

Ursache

Wenn auch Vererbung eine Rolle spielt, so steht auch

Heuschnupfen — wie alle Allergien — im Zusammenhang mit Streß, falscher Ernährung, schlechter Haltung und zu flachem Atem.

Behandlung

Stellen Sie als erstes Ihre Ernährung um und unternehmen Sie etwas, um durch Entspannung oder Meditation (siehe Kapitel 1) wenigstens etwas von dem Streß in Ihrem Leben abzubauen. Eine Einschränkung beim Verzehr von Molkereiprodukten kann auch sinnvoll sein; sie können Katarrhe verstärken. Beginnen Sie die Heilbehandlung mit 24 Stunden Fasten bei Wasser und Obstsäften (1:1 mit Wasser verdünnt); dann folgen ein oder zwei Tage nur mit Trauben oder verschiedenen frischen Obstsorten. So wird die Schleimablagerung beseitigt. Nehmen Sie mehr Vitamin C und den Vitamin B-Komplex zu sich. Vitamin C (mit zugesetzten Bioflavonoiden) ist ein natürliches Anti-Histamin, muß aber, damit es wirkt, in hohen Dosierungen genommen werden — vier- bis sechsmal täglich 500 mg. Der Vitamin B-Komplex, vor allem die Pantothensäure, baut Streß ab. Bei Mangel an Vitamin B werden die allergischen Reaktionen stärker. Ein weiteres hilfreiches Mittel ist Pollengranulat. Nehmen Sie täglich einen halben Teelöffel, und zwar zwei Monate, bevor die Heuschnupfensaison beginnt.

Yoga, vor allem die speziellen Atemübungen, tragen zur Korrektur von schlechter Haltung und zu flachem Atem bei. Ein Aromatherapeut verordnet vielleicht auch das Einnehmen von ätherischen Ölen, aber Sie können von sich aus gefahrlos und ohne Kontrolle durch den Therapeuten Knoblauchöl (Kapseln) nehmen. Die Dosis liegt bei zwei bis vier Stück pro Tag. Duftbäder, Dampfinhalationen und Massage mit entsprechenden ätherischen Ölen werden den Streß ganz allgemein abbauen.

Kräutertees

Augenwurz (auch gut für Bäder, wenn die Augen gereizt sind), Holunder, Goldlack, Helenenkraut.

Andere Therapien

Yoga, autogenes Training, Akupunktur, Reflexzonenmassage, chiropraktische Behandlung oder Osteopathie (um strukturelle Fehler auszugleichen, die das richtige Atmen behindern), Kräuter.

Ätherische Öle

Kamille, Ysop, Zitrone, Orange, Lavendel, Knoblauch, Fichtennadel, Zypresse

Husten

Husten ist der Versuch des Körpers, die Luftwege von reizauslösendem Schleim, Bakterien, Staub, Pollen oder Rauch zu befreien.

Ursache

Husten begleitet oft andere Infektionen wie Erkältungen und Grippe, halten Sie sich also an die Anleitungen für diese Beschwerden. Keuchhusten ist eine ernstzunehmende Erkrankung, die von einem Arzt behandelt werden muß, am besten von einem, der die ganzheitliche Methode praktiziert.

Behandlung

Trinken Sie viel Mineralwasser, Obstsäfte (1:1 mit Wasser verdünnt) und die unten empfohlenen Kräutertees. Molkereiprodukte und raffinierte Stärke sollten auf ein Minimum reduziert werden, vor allem, wenn Sie unter dickem, schleimigem Husten leiden. Knoblauch, roh oder als Suppe, kann helfen, aber Sie müssen wissen, daß für Knoblauch eine Gegenanzeige besteht, wenn Sie unter trockenem Husten leiden. Wenn Sie unsicher sind, fragen Sie einen Therapeuten.

Kräutertees

Huflattich, Echter Eibisch, Königskerze, Geißblattblüten, Helenenkraut. Bei trockenem Husten sind Huflattich und Lattich die besten Mittel.
2 Tropfen einer der unten empfohlenen Essenzen in eine Tasse Wasser geben. Damit gurgeln Sie dreimal täglich. Ein Fachtherapeut kann auch die innere Anwendung verordnen. Jedes der empfohlenen Öle kann nachts auf Hals und Brust gerieben werden (in einer Konzentration von 2 bis 3 Prozent mit Pflanzenöl gemischt; Konzentration von 1 Prozent bei Kindern über drei Jahren). Babys und Kleinkinder sollten homöopathisch behandelt werden.
Bei einem Husten, der trotz Behandlung mit Kräutertees, Umstellung der Kost und Einsatz von ätherischen Ölen länger als zwei oder drei Wochen andauert, sollte ein Arzt zu Rate gezogen werden.

Andere Therapien

Kräuter, Homöopathie

Ätherische Öle

Benzoe, Zypresse, Eukalyptus, Wacholder, Pfefferminz, Sandelholz

Insektenbisse und -stiche

Ätherische Öle wirken fast Wunder, wenn es darum geht, das Gift nach Insektenbissen und -stichen zu neutralisieren. Mein Lieblingsmittel, das ich im Sommer immer zur Hand habe, ist ein Fläschchen Lavendelessenz. Die Essenz kann pur oder 1:1 mit Wodka verdünnt aufgetragen werden.
Wichtig ist, daß das Öl so bald wie möglich aufgetragen wird. Der Schmerz verschwindet innerhalb von Sekunden.

Ätherische Öle

Lavendel, Zitrone, Knoblauch

Katarrh

Naturtherapeuten waren immer der Ansicht, daß ein Katarrh die Folge einer Ansammlung von toxischen Stoffen ist, die der Körper loswerden muß.

Ursache

Falsche Ernährung, Streß, manchmal Allergien

Behandlung

Überprüfen Sie Ernährung und Lebensweise und unternehmen Sie etwas, um den Streß im Alltag abzubauen (siehe Kapitel I). Lassen Sie schleimbildende Nahrungsmittel so weit wie möglich fort, und zwar mindestens sechs Monate lang. Dazu gehören Molkereiprodukte und raffinierte Kohlehydrate wie weißes Brot, Mehl und Zucker. Vermeiden Sie strikt alles, was viele künstliche Zusätze hat.
Um den Heilungsprozeß in Gang zu bringen, sollten Sie eine Fastenkur machen, aber nur unter der Aufsicht eines qualifizierten Therapeuten. Die allgemeine Kost sollte mindestens zu 60 Prozent aus rohem Salat, Obst und Körnern bestehen. Drei bis sechs Monate lang brauchen Sie vielleicht folgende Zusätze zur Unterstützung des Körpers bei der Bewältigung des Entgiftungsprozesses: Vitamin B-Komplex, 4 x 500 mg Vitamin C und ein Mineralstoffpräparat.
Nehmen Sie täglich 4 Knoblauchkapseln. Ein Therapeut wird Ihnen vielleicht auch die Einnahme eines ätherischen Öls verordnen, um die äußerliche Behandlung zu unterstützen. Folgendes eignet sich für zu Hause: Dampfinhalationen, ätherische Öle auf ein Taschentuch träufeln und bei Bedarf inhalieren, Bade- und Massageöle, die nachts auf die Brust gerieben werden. Regelmäßige Massage mit ätherischen Ölen trägt zum Abbau der Gifte und zur tiefen Entspannung bei.
Trinken Sie dreimal täglich einen der folgenden Kräutertees: Pfefferminz, Kamille, Holunder, Schafgarbe, Zitronenbalsam oder Ingwer (aufbrühen).

Andere Therapien

Yoga, Allergietest, Kräuter, Homöopathie

Ätherische Öle

Lavendel, Pfefferminz, Rosmarin, Myrrhe, Benzoe, Kamille, Weihrauch, Majoran, Sandelholz, Eukalyptus, Thymian

Kinderkrankheiten

Sie sind heutzutage recht gut unter Kontrolle zu bekommen und nicht gefährlich, wenn Ernährung, Hygiene und das soziale Umfeld in Ordnung sind. Es scheint einfach so zu sein, daß die Kleinen für alle Arten von Keimen und Viren anfällig sind. Das ist die Methode der Natur, das Immunsystem zu stärken. Komplikationen sind nur zu erwarten, wenn das Immunsystem eines Kindes geschwächt ist. Dem wirkt man entgegen durch eine ausgewogene Kost (siehe Kapitel 1), durch frische Luft, Bewegung, richtiges Wohnen und vor allem durch viel Liebe. Viele Kinder in der Welt müssen das unglücklicherweise entbehren, und deswegen sind ihre Gesundheit und ihr Glück gefährdet.
Die Behandlung der Kinderkrankheiten erfolgt weitgehend über die Kost. Dazu kommen äußere Anwendungen von ätherischen Ölen und manchmal ein Raumspray, um der Ausbreitung der Infektion vorzubeugen.
Wenn ein Kind wenig Appetit hat — gut so; eine Fastenkur ist die beste Behandlung. Während des Fastens sollte das Kind viel Wasser trinken, bis der Appetit zurückkommt. Bis das Kind nach und nach wieder normale

Kost zu sich nimmt, sollte es ein oder zwei Tage nur frisches Obst und Fruchtsaft (am besten Traubensaft, 1:1 mit Mineralwasser verdünnt) zu sich nehmen.

Die richtige Anwendung von ätherischen Ölen kann Kindern bei unzähligen Beschwerden und Wehwehchen helfen. Alles, von Husten und Erkältung über Ohrenschmerzen und Masern, kann durch ein ätherisches Heilmittel gelindert werden. Wichtig ist, daß ätherische Öle bei Kindern nur äußerlich angewendet werden dürfen, es sei denn, ein qualifizierter Therapeut verordnet die innere Anwendung. Die Essenzen können für Bäder, Inhalationen, Kompressen, Massagen und zum Einreiben benutzt werden; die Konzentration sollte nur halb so hoch sein wie bei Erwachsenen (siehe Kapitel 4).

Bei Bädern ist es sicherer, die Essenz mit ein paar Teelöffeln Pflanzenöl (oder Milch) zu verdünnen. Essenzen sind nur teilweise wasserlöslich, und bei Babys und sehr kleinen Kindern besteht die Gefahr, daß sie ungelöst Öle an die Finger bekommen und in die Augen reiben. Das könnte die Hornhaut beschädigen. Im allgemeinen sollten die mildesten Öle verwendet werden — Calendula, Rose, Lavendel, Kamille und Sandelholz. Ich muß allerdings Eltern raten, einen guten Homöopathen aufzusuchen, wenn das Kind jünger als fünf Jahre ist oder wenn die Beschwerden chronisch sind.

Masern

Wahrscheinlich hat Ihr Kind zunächst keinen Appetit mehr und klagt über Kopfschmerzen. Bald entwickelt sich eine fiebrige Erkältung, begleitet von Halsschmerzen und trockenem Husten. Die Augen sind gerötet und lichtempfindlich. In den folgenden Tagen entwickelt sich ein roter Ausschlag, der sich über den ganzen Körper ausbreitet. Die Erkrankung dauert im allgemeinen eine Woche, aber bei Babys kann es zu Komplikationen kommen, deswegen ist es besser, einen Arzt zu Rate zu ziehen.

Behandlung

Lassen Sie Ihr Kind in einem gut gelüfteten, abgedunkelten Raum im Bett. Geben Sie ihm viel Wasser zu trinken, aber etwa 12 bis 24 Stunden nichts zu essen (außer Obst, wenn das Kind großen Hunger hat). Dann sollten ein oder zwei Tage folgen, an denen das Kind nur Obst ißt und Fruchtsäfte 1:1 mit Wasser verdünnt trinkt; in Frage kommen Pampelmuse, Zitrone (mit Honig gesüßt), Orange.

Kräutertees

Pfefferminz (nicht bei Einnahme von homöopathischen Medikamenten), Holunder, Zitrone.
Ältere Kinder können auch einmal täglich eine Knoblauchkapsel schlucken, wenn sie sich langsam wieder erholen und das Fieber nachläßt. Eine Tasse Knoblauchsuppe zum Mittag- oder Abendessen ist genauso wirksam. Geben Sie Knoblauch etwa eine Woche lang.
Eukalyptus gilt als besonders wirksam bei Masern und kann ins Badewasser gegeben oder als Lotion oder Desinfektionsmittel eingesetzt werden. Lotion: 50 ml Hamamelis, 50 ml destilliertes Wasser, 15 Tropfen Eukalyptus. Den Körper häufig damit einreiben. Desinfektionsmittel: 150 ml Wasser, 10 Tropfen Eukalyptus, 10 Tropfen Thymian, 5 Tropfen Lavendel. In einen Zerstäuber

füllen und zwei- oder dreimal täglich im Zimmer versprühen.

Andere Therapien

Kräuter, Homöopathie

Ätherische Öle

Eukalyptus, Kamille

Mumps

Hier handelt es sich meist um eine leichte Kinderkrankheit, jedoch bei älteren Kindern und Erwachsenen kann sie gefährlich sein. Die Symptome sind ein schmerzhaftes Anschwellen der Speicheldrüsen, einseitig oder beidseitig. Bei Jungen und Männern können auch die Hoden anschwellen, und in ganz seltenen Fällen kann das zu Unfruchtbarkeit führen.

Behandlung

Bettruhe und flüssige Kost mit Obst- und Gemüsesäften und Wasser, wenn das Kauen schmerzt.
Bei älteren Kindern kann zwei- oder dreimaliges Mundspülen täglich dazu beitragen, die Infektion zu bekämpfen: 100 ml destilliertes Wasser, 10 Tropfen Zitronenessenz, 5 Tropfen Thymian- oder Kamillenessenz. Vor Gebrauch gut schütteln und 2 oder 3 Teelöffel der Mischung in eine Tasse warmes Wasser geben.
Sie können die Mischung auch als Massageöl verwen-

den und jede beliebige der empfohlenen Essenzen in einer Konzentration von einem Prozent dazugeben.

Andere Therapien

Homöopathie, Kräuter

Ätherische Öle

Kamille, Zitrone, Thymian

Röteln

Bei Röteln handelt es sich um eine sehr viel leichtere Version der Masern. Sie werden bei dem Kind Symptome wie fiebrige Erkältung, leichte Schmerzen und weiche Lymphknoten am Hals feststellen. Der Ausschlag tritt am ersten oder zweiten Tag auf und dauert etwa drei Tage.
Wenn Sie schwanger sind und Röteln noch nicht gehabt haben, mit der Krankheit aber in Kontakt gekommen sind, ist es lebenswichtig, daß Sie so schnell wie möglich zum Arzt gehen. Röteln können für das ungeborene Kind gefährlich werden.

Behandlung

Wie bei Masern

Windpocken

Bei Kindern kommt es dabei zu leichtem Fieber; Blasen auf Rücken und Brust tauchen auf. Später breiten Sie sich über den ganzen Körper aus und jucken stark.

Behandlung

Richten Sie sich nach den Ernährungsanweisungen bei Masern, es sei denn, Ihr Kind ist nur leicht erkrankt und hat einen Riesenappetit. Geben Sie eine der empfohlenen Essenzen ins Badewasser, aber nur die Hälfte der üblichen Anzahl von Tropfen. Bei Kindern unter sechs Jahren ist es besser, die Essenzen mit etwas Pflanzenöl zu mischen. Wenn auch die Kopfhaut betroffen ist, geben Sie etwa 6 Tropfen ätherisches Öl in eine große Schüssel mit warmem Wasser und spülen Sie damit das Haar. Passen Sie auf, daß nichts in die Augen gerät. Wiederholen Sie Bad und Haarspülung zweimal täglich, bis die Flekken zu verschwinden beginnen. Um zwischen den Bädern das Jucken zu lindern, bereiten Sie folgende Lotion vor und tragen sie bei Bedarf mit einem Schwamm auf: 100 ml destilliertes Wasser, 50 ml Hamamelis, 5 Tropfen Kamille, 5 Tropfen Lavendel, 5 Tropfen Eukalyptus. Gut schütteln und vor Gebrauch 1:1 mit warmem Wasser verdünnen.

Andere Therapien

Kräuter, Homöopathie

Ätherische Öle

Kamille, Lavendel, Eukalyptus

Kopfschmerzen

Es gibt viele Ursachen für Kopfschmerzen, die hier gar nicht alle erwähnt werden können, aber zu den häufigsten Auslösern gehören nervöse Anspannung, Bluthochdruck, Lebensmittelallergie, Muskelverkrampfung unten am Schädel, geschädigte Wirbelsäule, Verstopfung, das Einatmen von giftigen Dämpfen und Luftverschmutzung.

Behandlung

Überprüfen Sie Ihre Ernährung und Ihre Lebensweise und nehmen Sie die notwendigen Veränderungen vor (siehe Kapitel 1). Wenn die Ursachen in der Ernährung oder in chemischen Einflüssen liegen, werden die korrigierenden Maßnahmen schnell greifen, aber manchmal ist auch ein Lebensmittel-Allergietest notwendig, vor allem dann, wenn auf Ihre Kopfschmerzen besser die Bezeichnung Migräne zutrifft (siehe Seite 205 f.).
Beschwerden mit den Knochen sollten von einem Chiropraktiker oder Osteopathen behandelt werden. In jedem Fall ist Massage eines der besten Mittel bei streßbedingten Kopfschmerzen. Wenn Sie einen Partner haben oder einen Masseur finden, umso besser; aber die Kopfhautmassage (siehe Kapitel 4) wird auch helfen, wenn Sie sie selbst ausführen. Im Idealfall sollten Rücken (zur Entspannung des zentralen Nervensystems), Hals, Schultern und Gesicht mit den entsprechenden ätherischen Ölen massiert werden. Nehmen Sie aber eine Konzentration von höchstens 1 Prozent, denn es kann sein, daß der Duft sehr stark ist und die Kopfschmerzen verschlimmert.

Abhilfe kann auch eine eiskalte Kompresse (siehe Kapitel 4) mit Pfefferminzessenz schaffen.

Kräutertees

Kamille, Pfefferminz, Majoran, Rosmarin

Andere Therapien

Yoga, autogenes Training, chiropraktische Behandlung, Osteopathie, Allergietest

Ätherische Öle

Kamille, Lavendel, Majoran, Pfefferminz, Rose, Rosmarin

Krampfadern

Hier handelt es sich um angeschwollene, knotige Adern, im allgemeinen in den Beinen; aber sie können auch an anderen Stellen am Körper auftreten.

Ursache

Fettleibigkeit, Mangel an Bewegung, Verstopfung, langes Stehen, ungenügende Flüssigkeitsaufnahme und falsche Ernährung.

Behandlung

Ausgewogene Kost und ausreichende Bewegung. Am besten sind Spazierengehen und Schwimmen. Auch Yoga ist außerordentlich wohltuend. Legen Sie Ihre Füße jeden Tag 10 Minuten lang so hin, daß sie höher liegen als Ihr Kopf. Sehr gut wäre es, wenn Ihr Bett am Fußende leicht erhöht ist.

Folgende Zusätze helfen: 4 x 500 mg Vitamin C, ein gutes Vitamin E-Präparat und ein gutes Rutinpräparat. Rutin kommt in Buchweizen und im Mark von Zitrusfrüchten vor. Zusammen mit Vitamin C lindert Rutin Schmerzen und Schwellungen und stärkt die Kapillarwände.

Zypressenessenz trägt zum Verschwinden der Krampfadern bei, wenn es jeden Tag sanft in die Adern massiert wird. Massieren Sie aufwärts, damit Sie das Zurückströmen des Bluts zum Herzen unterstützen. Mischen Sie die Essenz unter die Creme oder Salbe aus Kapitel 5 oder stellen Sie ein Massageöl her.

Andere Therapien

Kräuter

Ätherische Öle

Zypresse, Zitrone

Mandelentzündung

Die Mandeln sind zwei kleine Klumpen aus lymphatischem Gewebe auf beiden Seiten des Rachens. Ihre Aufgabe besteht wie die aller Lymphdrüsen darin, den Körper bei Infektionen zu verteidigen. Entzündung und Vergrößerung der Mandeln ist der Versuch des Körpers, Giftstoffe abzustoßen.

Behandlung

Eine natürliche Behandlung zielt darauf ab, den Körper in seinem Bemühen, das Gleichgewicht wieder herzustellen, zu unterstützen. Operative Entfernung der Mandeln ist selten eine kluge Entscheidung. Danach werden kleinere Beschwerden wie Halsschmerzen nur noch schlimmer.

24 Stunden lang Fasten oder Halbfasten mit Trauben und Traubensaft ist das Allerbeste zur Entgiftung. Trinken Sie viel Mineralwasser und dreimal täglich eine Tasse von einem der empfohlenen Kräutertees. Gehen Sie nach und nach zu einer Rohkost über (aber lesen Sie erst die Vorsichtsmaßnahmen in Kapitel I). Während des Fastens ist Ruhe wichtig, damit der Heilungsprozeß unbehindert stattfinden kann.

Kräutertees

Mischen Sie zu gleichen Teilen die folgenden Kräuter und machen Sie daraus einen Tee (siehe Seite 147: Salbei, Andorn, Ringelblume.

Geben Sie eine der empfohlenen Essenzen ins Badewasser. Reiben Sie 1 oder 2 Tropfen im Rachenbereich auf den Hals, oder verdünnen Sie das Öl mit Pflanzenöl (3 Prozent), wenn Ihre Haut empfindlich auf pure Essenzen reagiert. Mit einem Spezialzerstäuber (aus der Apotheke) sprühen Sie den Rachen regelmäßig mit Zitronensaft (1:1 mit Wasser verdünnt); oder geben Sie 2 Tropfen Essenz in 150 ml Wasser.

Andere Therapien

Homöopathie, Kräuter

Ätherische Öle

Geranie, Zitrone, Bergamott, Salbei, Thymian

Menstruationsprobleme

Amenorrhöe
(unregelmäßige, schwache oder ausbleibende Blutungen)

Bemerkenswerterweise muß dieses überhaupt kein Problem sein, wenn wir einigen Beweisen führender Gesundheits-Gurus glauben. In ihrem Buch »Raw Energy« (Kraft durch Rohkost) preist Leslie Kenton die zahlreichen Vorteile einer Ernährung, die fast ausschließlich aus Rohkost besteht. Es scheint, daß aktive, gesunde, schlanke Frauen, die weitgehend vegetarisch leben, weniger, kürzere und leichtere Blutungen haben und daß es bei ihnen vor dem Einsetzen der Menstruation zu keinerlei Problemen kommt. Außerdem scheint die Kost Einfluß auf die Fruchtbarkeit zu haben, obwohl die Menstruation bei dieser Ernährungsweise manchmal sogar ganz ausbleibt. Das gilt vor allem, wenn in der Kost reichlich Bioflavonoide (im Mark von Zitrusfrüchten) und Karotin (vor allem in rohen Möhren) sind. Feministinnen, die die Menstruation für eines der vielen Hindernisse auf dem Weg zur Befreiung der Frau sehen, können dieses als Offenbarung betrachten ... Ich halte aber auch den Hinweis für wichtig, daß das Ausbleiben der Periode auch ein Symptom für chronische Erkrankung sein kann, vor allem für die Erkrankung, zu der es bei unvernünftig schlankheitsbewußten Frauen kommt, die anorexia nervosa; hierbei kommt es zu schwerem Vitamin- und Mineralstoffmangel.

Menstruationsstörungen können auftreten als Folge von emotionalem Streß der einen oder der anderen Art. Das können schöne Erlebnisse sein wie ein Urlaub in der Ferne oder eine neue Liebe, aber auch schlechte Erfahrungen. Es hat sich gezeigt, daß das Absetzen der Pille bei manchen Frauen zu einer mehrmonatigen Unterbrechung der Menstruation führen kann.
Die Periode wird in Zyklen von etwa 28 Tagen berechnet, den Mondphasen entsprechend. Ein »normaler« Zyklus kann aber auch kürzer oder länger sein. (Übrigens, auch ein Mann hat einen Zyklus, bei dem nicht Eisprung und Blutung eine Rolle spielen, sondern Gewichtsverlust und Veränderung des Eiweißgehalts im Urin.) Der Zusammenhang mit den Mondphasen wurde Anfang der sechziger Jahre mit gutem Erfolg von einem Wissenschaftler ausgenutzt. Er hatte alte Mythen und Geschichten über sexuelle Zyklen gelesen und beschloß, Experimente mit Mondlicht bei Frauen zu machen, deren Menstruationszyklus unregelmäßig war. Er ließ die Frauen nachts bei offenen Vorhängen schlafen, damit der Mond voll ins Fenster schien. Und bei den meisten Frauen stellte sich zum erstenmal regelmäßiger Eisprung mit Zyklus ein. Ähnliche Experimente wurden in jüngerer Zeit mit Kunstlicht durchgeführt, und sie scheinen die Theorie zu stützen. Wenn Sie selbst den Versuch mit dem Mondlicht machen wollen, denken Sie an den Sommermonaten daran, daß Sie zu unmenschlicher Stunde ziemlich unsanft von fröhlichen Strahlen der Morgensonne geweckt werden könnten! Wenn unregelmäßige Menstruation Ihre Fruchtbarkeit beeinflußt, oder, wenn die Blutungen ganz ausgesetzt haben und Sie sich seelisch und körperlich schlecht fühlen, sollten Sie zum Arzt gehen. Sie sollten aber auch Ihre Ernährung, Ihre Lebensweise und Ihre Emotionen unter

die Lupe nehmen (siehe Kapitel 1). Aromatherapie zusammen mit Kräutern und eine Geist/Seele/Körper-Therapie wie Yoga tragen zur Wiederherstellung des natürlichen Rhythmus bei.

Ätherische Öle

Kamille, Muskatellersalbei, Fenchel, Melisse, Rose

Dysmenorrhöe

(schmerzhafte Blutungen)

Bei einigen Frauen sind die krampfartigen Schmerzen beim Zusammenziehen der Gebärmutter während der Menstruation unerträglich.

Behandlung

Überprüfen Sie Ihre Ernährung und Ihre Lebensweise (siehe Kapitel 1). Nehmen Sie mindestens zwei Wochen vor Einsetzen der Periode zusätzlich Calcium und Magnesium. Von diesen Mineralstoffen weiß man, daß sie die Gebärmutter entspannen. Außerdem können Sie noch einen der empfohlenen Kräutertees trinken. Zur Behandlung mit ätherischen Ölen gehören regelmäßige Massage, vor allem des unteren Rückens, Duftbäder und als erste Maßnahme zur Linderung der Krämpfe heiße Kompressen auf dem Leib. Oder Sie tragen sehr vorsichtig ein Massageöl mit Kamille oder einer anderen der unten genannten Essenzen (Konzentration 3 Prozent) auf den Leib auf. Dann streichen Sie nur mit den Fingerspitzen federleicht abwärts über den Bauch, um die Gebärmutter zu beruhigen und zu entspannen. Mehr Druck kann zu mehr Schmerzen führen.

Kräutertees

Kümmel, Kamille, Ringelblume

Andere Therapien

Yoga, Akupunktur, Shiatsu, Reflexzonenmassage, Kräuter

Ätherische Öle

Kamille, Muskatellersalbei, Zypresse, Wacholder, Majoran, Zitrone, Rosmarin, Jasmin.

PMS

(Prä-Menstruations-Syndrom)

Früher sprach man eher von Spannungen vor der Menstruation, aber »Syndrom« ist der passendere Ausdruck. PMS kann jederzeit zwischen zwei Tagen und zwei Wochen vor der Menstruation einsetzen. Zu den körperlichen Symptomen können Flüssigkeitsstau, Gewichtszunahme, Schwellungen, Empfindlichkeit der Brüste, Kopfschmerzen, Übelkeit, Schlaflosigkeit und Hautausschlag gehören. Es können auch psychologische Symptome auftreten wie Antriebslosigkeit, Depression, mangelndes Selbstvertrauen, Heißhunger, grundloses Weinen und Reizbarkeit. Zum Glück leiden nur wenige Frauen unter allen diesen Beschwerden, aber alle Frauen erleben bis zu einem gewissen Grad eine Veränderung vor dem Einsetzen der Periode.

Bevor wir uns mit Ursachen und Behandlung befassen, ist es interessant festzustellen, daß Frauen in primitiven Gesellschaftsformen selten PMS erleben, nicht etwa, weil sie gesünder wären, sondern weil sie einfach keine Zeit zu Beschwerden vor der Menstruation haben. In den fruchtbaren Jahren sind sie entweder schwanger oder sie stillen, was die Menstruation bis zu drei Jahre hinauszögern kann. Ein gewisses Maß an Beschwerden vor der Menstruation mag eine vernünftige Reaktion des Körpers auf eine erzwungene Nicht-Schwangerschaft sein. Natürlich wäre der Vorschlag lächerlich, Frauen sollten sich den biologischen Gegebenheiten unterwerfen. Nur das nicht! Aber man muß wohl akzeptieren, daß die Menstruation eben ein paar kleinere Beschwerden verursacht. Aber keine Frau muß ernsthaft unter PMS leiden. Sie kann viel tun, die Beschwerden sicher und natürlich ohne den Gebrauch von Medikamenten und Hormonen zu lindern

Ursache

Es gibt vermutlich nicht nur eine einzige Ursache; eine Reihe von Erklärungen ist möglich, angefangen von Vitamin-B-Mangel bis hin zu einer Überproduktion des Hormons Prolaktin, vom Mangel an essentiellen Fettsäuren im Blut bis hin zu einem extrem hohen Östrogenspiegel. Es scheint, daß die Ansammlung und das Speichern von Flüssigkeit (was auch immer der Grund dafür sein mag) für die Mehrzahl der Beschwerden, wenn nicht gar für alle verantwortlich ist.

Behandlung

Überprüfen Sie Ihre Ernährung und Lebensweise und unternehmen Sie etwas, um die schädlichen Wirkungen von Streß abzubauen; Entspannungstechniken und Meditation helfen (siehe Kapitel 1). Nachtkerzenöl könnte eine gute Ergänzung zu Ihrer Kost sein. Versuche im Londoner St. Thomas Hospital haben gezeigt, daß dieses Öl PMS-Beschwerden lindert. Es enthält Gamma-Linolsäure; zuwenig davon führt dazu, daß wir zuwenig Zellsubstanzen (Prostaglandine E1) produzieren. Ein Mangel daran macht den weiblichen Körper überempfindlich gegenüber den kleinsten Veränderungen im Hormonspiegel. Damit es richtig wirkt, sollte Nachtkerzenöl am besten zusammen mit Vitamin B6, B3, Zink, Magnesium und Vitamin C genommen werden.

Die folgenden Kräutertees sind empfehlenswert und können nach Geschmack zu gleichen Teilen gemischt werden. Die ersten drei sind leicht harntreibend, aber vollkommen ungefährlich, weil sie viel Kalium enthalten. Das gleicht einen möglichen Verlust an Mineralstoffen über den Urin wieder aus. Mönchspfeffer wirkt normalisierend auf die weiblichen Sexualhormone.

Kräutertees

Löwenzahn, Kamille, Petersilie, Mönchspfeffer.
Zur Behandlung gehören regelmäßige Massagen und Bäder mit den unten genannten Essenzen. Es handelt sich um harntreibende Mittel mit entspannenden Eigenschaften, aber Geranie ist ganz besonders gut für Frauen, die unter einem Blähbauch und empfindlichen Brüsten leiden.

Andere Therapien

Yoga, Kräuter

Ätherische Öle

Benzoe, Kamille, Zedernholz, Zypresse, Weihrauch, Geranie, Wacholder, Lavendel, Sandelholz

Starke Blutungen

Zwar können bei diesen Beschwerden Kräuter, Aromatherapie und richtige Ernährung helfen, aber wenn die Probleme nach mehreren Monaten Behandlung mit Naturheilmethoden noch immer bestehen, müssen Sie zum Gynäkologen, denn es könnte eine ernsthafte Erkrankung dahinterstecken.

Behandlung

Der britische Gynäkologe C. Alan B. Clemetson hat einen Zusammenhang zwischen Zitrus-Bioflavonoiden (im Mark von Zitrusfrüchten enthalten) und der Abschwächung starker Regelblutungen entdeckt. Er empfiehlt hohe Dosierungen von Vitamin C mit zugesetzten Bioflavonoiden (etwa 4 x 500 mg täglich). Oder essen Sie jeden Tag drei große Orangen. Es scheint, als könnten die Bioflavonoide das Absinken des Östrogenspiegels drei Tage nach dem Eisprung und kurz vor der Menstruation ausgleichen.

Kräuter mit besonderer Wirkung auf die Gebärmutter und das umgebende Gewebe sollten in der Woche vor der Menstruation und während der Blutungen dreimal täglich als Tee getrunken werden.

Kräutertees

Storchschnabel, Immergrün, Zypresse (zerkleinerte Zapfen aufbrühen).
Zur Behandlung gehören ätherische Öle im Badewasser und regelmäßige Massage mit den Essenzen, vor allem am unteren Rücken.

Andere Therapien

Kräuter, Akupunktur, Homöopathie

Ätherische Öle

Zypresse, Geranie, Rose

Migräne

Bei Migräne handelt es sich um sehr schwere, schwächende Kopfschmerzen, begleitet von Sehstörungen, Übelkeit und manchmal Erbrechen.

Ursache

Viele Gründe sind möglich; Streß, Schäden an der Wirbelsäule, Muskelkrämpfe unten am Schädel, hormonelle Störungen (Wechseljahre, Pille) und eine Lebensmittelallergie können dazugehören. Die häufigsten Auslöser unter den Nahrungsmitteln sind Käse, Schokolade, Kaffee, starker Tee, Rotwein, Hefeprodukte, Vitamin E-Präparate, Essig, tierische Fette, rotes Fleisch und Zukker. Es kann sein, daß Sie nicht gegenüber allen diesen Substanzen allergisch sind, aber manchmal reagieren

Sie vielleicht auf die verstärkte Konzentration eines einzelnen Stoffs; oder die Kombination von zwei oder mehr Substanzen löst einen Anfall aus, wenn der Körper den »Sättigungsgrad« erreicht hat. Die Persönlichkeit des Kranken kann auch eine Rolle spielen; »Migräne-Menschen« sind oft ehrgeizige, hart arbeitende, rastlose Perfektionisten.

Behandlung

Hier ist eine gründliche Erforschung der Ursache notwendig, an der ein erfahrener Therapeut beteiligt sein sollte. Selbstbehandlung ist nicht immer erfolgreich, vor allem dann nicht, wenn die Wurzel des Übels in Schädigungen der Knochen liegen. Dann ist mit Sicherheit ein Osteopath oder ein Chiropraktiker nötig. Massage mit ätherischen Ölen (oder ohne Öle, wenn Sie homöopathische Mittel nehmen) sollte in Verbindung mit anderen natürlichen Therapien angewendet werden, um die nervösen Spannungen und die Muskelkrämpfe zu lösen.

Kräutertees

Wenn eine Lebensmittelallergie oder schlechte Verdauung die Wurzel des Übels sind, dann greifen Sie zu einem der folgenden Kräuter: Kamille, Mädesüß, Schwarzer Andorn, Pfefferminz. Wenn Streß der Auslöser ist, kommen folgende Kräuter in Frage: Baldrian, Eisenkraut, Hopfen. Heilziest und Passionsblume gelten als allgemeine Migränemittel.

Andere Therapien

Lebensmittel-Allergietest, Osteopathie, chiropraktische Behandlung, Akupunktur, Shiatsu, Reflexzonenmassage, Yoga, Meditation, Kräuter, Homöopathie

Ätherische Öle

Kamille, Eukalyptus, Lavendel, Majoran, Melisse, Pfefferminz, Rosmarin

Muskelschmerzen

Massagen mit den geeigneten ätherischen Ölen lindern Muskelschmerzen, die durch Überanstrengung, schlechte Haltung oder ein emotionales Trauma hervorgerufen werden oder rheumatisch sind (siehe Abschnitt über Arthritis und Rheuma). Auf keinen Fall darf massiert werden, wenn eine Entzündung, eine Schwellung oder eine offene Verletzung vorliegen. Dann kann nämlich die Massage noch mehr Schmerzen verursachen und das Körpergewebe noch weiter schädigen. In solchen Fällen legen Sie als Erste Hilfe-Maßnahme eine kalte Kompresse auf (siehe Kapitel 4), und wenn die Schwellung oder Entzündung abgeklungen ist, können warme Kompressen und Massagen folgen.
Regelmäßige Massagen verbessern die Muskelspannung, weil sie für eine gute Durchblutung sorgen und die Muskeln dadurch mehr Nährstoffe bekommen. Sie bringen dann leichter eine maximale Leistung bei minimaler Anstrengung.
Betreiben Sie vorbeugend Yoga, dadurch korrigieren Sie Ihre Haltung, und emotionale und körperliche Span-

nungen werden abgebaut. Yoga lernen Sie am besten in einem Kursus unter der Anleitung eines erfahrenen Lehrers.

Ätherische Öle

Bergamott, Kamille, Kampfer, Koriander, Eukalyptus, Zitrone, Lavendel, Geranie, Majoran, Rosmarin, Salbei, Nelken

Nebenhöhlenentzündung

Hier handelt es sich um eine Infektion, bei der es zu verstopfter Nase, Schmerzen rund um die Augen, Kopfschmerzen und manchmal schlechtem Atem kommt. Wenn die Beschwerden nicht behandelt werden, können sie zu einer chronischen Erkrankung führen.

Ursache

Streß, Lebensmittelallergie und Luftverschmutzung tragen zu den Beschwerden bei, aber der häufigste Grund ist eine Kost mit zuviel schleimbildenden Bestandteilen.

Behandlung

Überprüfen Sie Ihre Ernährung und Ihre Lebensweise (siehe Kapitel 1). Während der Heilungsphase, die mindestens drei Monate dauern kann, müssen Sie alle schleimbildenden Nahrungsmittel drastisch einschränken. Dazu gehören Molkereiprodukte, Kartoffeln, stark glutenhaltiges Getreide (beispielsweise Weizen, Rog-

HEILMITTEL BEI HÄUFIGEN BESCHWERDEN

gen, Hafer und Gerste), Zucker, Alkohol und Lebensmittel mit Zusätzen. Essen Sie stattdessen viel Rohkost mit Obst, Gemüse, Sojabohnen, Sonnenblumenkerne und trinken Sie Säfte. Reichern Sie diese reinigende Kost maßvoll mit proteinreichen Lebensmitteln wie Fisch, Freiland-Geflügel und Eiern (aber nicht mehr als drei in der Woche) an. Sinnvoll ist auch zusätzlich ein Multivitaminpräparat mit Mineralstoffen, außerdem noch Vitamin C (4 x 500 mg täglich). Essen Sie viel rohen Knoblauch oder nehmen Sie täglich 3 bis 4 Kapseln.

Kräutertees

Holunder, Augenwurz, Eukalyptusblätter, Pfefferminz. Während der Krankheit sollten Sie zwei- oder dreimal täglich Dampfinhalationen mit einer der genannten Essenzen machen. Auch ins Badewasser können Sie Essenzen geben. Stellen Sie ein konzentriertes Massageöl her mit 6 Tropfen ätherischem Öl pro Teelöffel Pflanzenöl und verreiben Sie nachts eine ganz kleine Menge davon rund um die Nasenlöcher und auf der rust. Oder stellen Sie eine Grundsalbe her (siehe Kapitel 5), zu der Sie 15 bis 20 Tropfen ätherisches Öl geben.

Andere Therapien

Kräuter, Yoga, Allergietest

Ätherische Öle

Knoblauch (innerlich), Eukalyptus, Lavendel, Fichtennadel, Zitrone, Pfefferminz

Ohrenschmerzen

Ohrenschmerzen sind häufig eine Begleiterscheinung bei Erkältungen und Grippe, wenn sich die Infektion vom Hals aus bis zur Eustachischen Röhre im Ohr ausgebreitet hat. Gelegentlich können Ohrenschmerzen Symptom für eine Mittelohrinfektion sein, deswegen müssen ständige Ohrenschmerzen ohne Verzögerung von einem Therapeuten untersucht werden.

Behandlung

Wärmen Sie einen Eierbecher voll Oliven- oder Mandelöl an und geben Sie 1 Tropfen einer der empfohlenen Essenzen dazu. Mit einer Pipette träufeln Sie ein paar Tropfen ins Ohr; verschließen Sie es mit einem kleinen Wattepfropf.
Ätherische Öle Kamille, Nelken, Rosmarin, Basilikum, Lavendel, Pfefferminz

Ringelflechte

Ein roter, juckender Ausschlag in kreisrunden Stellen irgendwo am Körper.

Ursache

Eine Pilzinfektion, die verwandt ist mit dem Erreger von Fußpilz. Verschlimmert werden die Beschwerden durch mangelhafte Hygiene und durch Kunstfasern, die nicht luft- und schweißdurchlässig sind. Kinder holen sich die Ringelflechte oft bei Haustieren.

Behandlung

Die Kleidung muß gründlich gewaschen werden, denn der Pilz kann die Wäsche überleben und die Haut von neuem infizieren. Setzen Sie Ihren Körper frischer Luft und Sonne aus, wann immer das möglich ist. Nehmen Sie täglich 3 bis 4 Knoblauchkapseln, verwenden Sie auch in der Küche viel frischen Knoblauch. Tragen Sie eine Creme oder Salbe (siehe Kapitel 5) mit entsprechenden Essenzen auf. Oder stellen Sie folgende Lotion zum Einreiben her: 50 ml destilliertes Wasser, 1 Teelöffel Myrrhetinktur, 2 Tropfen Calendula, 2 Tropfen Geranie.

Ätherische Öle

Calendula, Eukalyptus, Geranie, Zitrone, Myrrhe

Schlaflosigkeit

Wir alle haben gelegentlich schlaflose Nächte als Folge von Streß, Ängsten oder Aufregung mit Blick auf den kommenden Tag. Im allgemeinen ist das schnell vorbei, wir kehren zu unseren normalen Schlafgewohnheiten zurück, wenn die Krise ausgestanden ist. Wenn aber Schlaflosigkeit zur Regel wird, vor allem, wenn Sie am nächsten Tag erschöpft sind, dann müssen Sie etwas unternehmen, um das Problem auf ungefährliche und natürliche Weise aus der Welt zu schaffen.
Greifen Sie nicht zu Schlaftabletten, ganz gleich, wie schlecht Sie sich fühlen. Tabletten machen nicht nur körperlich und seelisch abhängig, sie sorgen auch nicht für richtigen Schlaf. Schlaf unter Medikamenten ist traumlos. Unsere Träume sind eine wichtige emotionale

Sicherung, lebenswichtig für unser seelisches und geistiges Gleichgewicht. Menschen, die versuchen, auf einmal zu schnell von regelmäßig eingenommenen Schlaftabletten loszukommen, erleben schreckliche Alpträume und Halluzinationen, weil der Körper verzweifelt versucht, die Träume nachzuholen, die ihm verwehrt waren. Dasselbe Phänomen tritt auf, wenn wir mehrere Nächte lang regelmäßig während der Traumphase aus dem Schlaf geholt werden und dann wieder natürlich schlafen dürfen.

Ursache

Schlaflosigkeit kann viele Gründe haben, am häufigsten sind diese: sitzende Lebensweise, Mangel an frischer Luft, zu schwere Mahlzeiten am späten Abend, zuviel Tee, Kaffee oder Cola-Getränke, nervöse Anspannung, manchmal auch Mängel in der Ernährung, wenn der Vitamin B-Komplex, Vitamin E, Zink und Calcium fehlen.

Behandlung

Veränderungen in der Ernährung und Lebensweise (siehe Kapitel 1). Wenn Sie nicht einschlafen können, lesen Sie ein Buch, machen Sie in Gedanken große Pläne, aber grübeln Sie nicht über Ihre Schlaflosigkeit nach. Je mehr wir uns nach Schlaf sehnen, desto mehr entzieht er sich uns. An Schlaflosigkeit ist noch keiner gestorben, aber viele sind durch die Grübeleien krank geworden.
Die folgenden Kräutertees haben schlaffördernde Eigenschaften. Sie machen nicht abhängig und fördern natürliches Schlafen: Kamille, Kalifornischer Mohn,

Hopfen, Mädesüß, Limettenblüte, Orangenblüte, Passionsblüte. Baldriantee ist wahrscheinlich am wirkungsvollsten, aber er hat einen fauligen Geschmack.

Nehmen Sie jeden Abend ein warmes Bad mit einer oder zwei der empfohlenen Essenzen. Nach dem Bad massieren Sie dieselben Essenzen, mit Pflanzenöl gemischt, in die Haut. Sie können 1 oder 2 Tropfen auf Ihr Kopfkissen träufeln oder ein Hopfenkissen nehmen, wenn Ihnen das lieber ist.

Am wirkungsvollsten ist bei Schlaflosigkeit eine Massage mit ätherischen Ölen. Viele Leute schlafen dann schon vor Ende der Massage ein ...

Ätherische Öle

Lavendel, Kamille, Majoran, Muskatellersalbei, Sandelholz, Neroli, Rose, Ylang-Ylang

Soor
(in der Vagina)

Hier handelt es sich um eine Infektion der Schleimhäute in der Scheide durch den Pilz Candida albicans; diese Infektion kann auch im Mund, im Rachen und im Darm auftreten. Typisch ist ein fleckiger, weißer Belag, der den befallenen Bereich gesprenkelt aussehen läßt. Bei Befall der Vagina kommt es zu einem dicken, weißen Ausfluß und starkem Jucken.

Ursache

Die Candida-albicans-Organismen sind natürliche Bewohner unseres Körpers und harmlos, wenn die

Schleimhäute gesund sind. Unter bestimmten Bedingungen kann es in den erwähnten Bereichen zu einer Infektion kommen. Wenn ganze Kolonien von hilfreichen Bakterien beispielsweise durch Antibiotika zerstört werden, vermehren sich die Pilze und führen zu den unangenehmen Beschwerden. Zu den äußerlichen Faktoren, die das Wachstum der Pilze fördern, gehören Wärme, Feuchtigkeit, Zucker und Hefe in der Kost und alkalische Vaginaabsonderungen (Folge der Pille).

Eine erneute Ansteckung ist beim Geschlechtsverkehr möglich. Männer können nach Geschlechtsverkehr mit einer betroffenen Frau oder nach dem Einnehmen von Antibiotika infiziert sein, sie sind aber im allgemeinen frei von Beschwerden.

Behandlung

Sie erfolgt weitgehend über die Ernährung. Reduzieren Sie drastisch den Verzehr von Zucker, Hefe und Alkohol und nehmen Sie eine ausgewogene Kost zu sich (siehe Kapitel 1). Schlucken Sie täglich drei bis vier Knoblauchkapseln (Knoblauch wirkt gegen Pilze), und trinken Sie reichlich Mineralwasser und die empfohlenen Kräutertees. Auch Acidophilus-Tabletten oder 300 ml Reform-Joghurt täglich helfen. Vielleicht sollten Sie Ihre Kost ergänzen durch ein gutes Multivitamin-Präparat mit Mineralstoffen oder durch ein Vitamin B-Präparat ohne Hefe.

Tragen Sie möglichst keine Strumpfhosen oder Unterhosen aus synthetischen Fasern, auch keine engen Jeans. Sie verhindern die Luftzirkulation, speichern den Schweiß und schaffen so eine ideale Brutstätte für die Pilze.

Bäder mit ätherischen Ölen sollten Sie täglich nehmen, solange Sie unter der Infektion leiden.

Kräutertees

Kamille, Brennessel, Brombeer (Blätter)

Andere Therapien

Kräuter, Homöopathie

Ätherische Öle

Lavendel, Knoblauch (Kapseln), Geranie, Zitrone, Zedernholz, Salbei

Vorsicht:

Zedernholz und Salbei sollten nicht während der Schwangerschaft eingenommen werden!

Stillschwierigkeiten

Viele Mütter machen sich (oft unnötigerweise) Sorgen über die Menge und Qualität ihrer Milch. Wenn Sie stillen und eine gute, ausgewogene Kost zu sich nehmen, wenn Sie nicht unter größerem Streß oder chronischen Krankheiten leiden, wenn Sie ausreichend Ruhe, frische Luft und Bewegung bekommen, dann dürften Sie wenig Probleme haben.
Wenn Ihr Baby aber dauernd gereizt oder teilnahmslos ist und nicht richtig zunimmt, dann besteht vielleicht Anlaß zur Sorge, und Sie müssen einen Arzt zu Rate zie-

hen. Babys, die gestillt werden, wachsen oft langsamer und wiegen weniger als Flaschenkinder. Das liegt daran, daß die Kuhmilch fast dreimal soviele Proteine enthält wie Muttermilch. Aber ein Baby braucht viel weniger Proteine als ein Kalb, denn verglichen mit Tierkindern wachsen Babys sehr langsam. Kälber hüpfen schon bald nach der Geburt herum, während Babys zwei oder drei Jahre brauchen, bis ihre Beinchen zum Laufen kräftig genug sind. Das also erklärt das beschleunigte Wachstum von Flaschenkindern.

Muttermilch, vor allem die frühe Milch der ersten Tage, enthält große Mengen an Vitaminen und Antikörpern, die dazu beitragen, das Baby vor Infektionen mit Viren und Bakterien zu schützen. Stillen bietet auch einen besseren Schutz vor allergischen Erkrankungen wie Asthma und Ekzemen. Aber ich möchte keinesfalls Schuldgefühle bei den Frauen wecken, die aus irgendeinem Grund nicht stillen können. Viele Flaschenkinder gedeihen prächtig, besonders, wenn sie später eine ausgewogene Kost und vor allem viel Liebe bekommen.

Kräuter zur Anregung der Milchproduktion:

Fenchel, Kümmel, Dill, Gartenraute, Distel

Ätherische Öle

Bäder und Massagen: Fenchel, Zitrone

Anmerkung:

Pfefferminz und Salbei als Kräutertee und ihre ätherischen Öle verringern die Milchproduktion

Wunde oder aufgesprungene Brustwarzen

Calendula ist das beste und auch das ungefährlichste Mittel zur Behandlung von wunden oder aufgesprungenen Brustwarzen. Am besten trägt man es in einer Bienenwachscreme oder -salbe (siehe Kapitel 5) auf. Mindestens dreimal täglich einreiben, aber die Brustwarzen vor dem Stillen waschen und hinterher wieder einreiben.
Eine meiner Freundinnen bekam von ihrer Hebamme einen amüsanten, aber ungemein praktischen Rat, damit die Brustwarzen abheilen, ohne daß das Baby auf die Milch verzichten muß: Ziehen Sie beim Stillen einen Flaschenschnuller über die Brustwarze. Das Baby saugt seine Milch durch den Schnuller und fügt der Mutter keine Schmerzen zu.

Ätherische Öle

Calendula, Kamille

Verbrennungen und Verbrühungen

Kühlen Sie die Haut so schnell wie möglich mit kaltem Wasser. Geben Sie ein paar Tropfen reines Lavendelöl auf kleinere Verbrennungen, machen Sie bei größeren kalte Kompressen (siehe Kapitel 4). Damit sich keine Narben bilden, tragen Sie Öl, Creme oder Salbe (siehe Kapitel 5) auf, die mindestens 15 Prozent Weizenkeimöl und eine der unten aufgeführten Essenzen enthält. Die Mischung hält sich bis zu einem Monat.
Bei schweren Verbrennungen müssen Sie sofort zum Arzt!

Sonnenbrand

Nehmen Sie ein kühles Bad mit etwa 4 Eßlöffeln Apfelessig und bis zu 10 Tropfen eines der ätherischen Öle unten. Lavendel eignet sich besonders gut. Hinterher tragen Sie ein Öl, eine Creme oder Salbe (siehe Kapitel 5) auf, die Weizenkeimöl und eine der empfohlenen Essenzen enthält. Tragen Sie das Massageöl mit einer kleinen, weichen Bürste auf wunde Stellen auf, das schmerzt weniger.

Ätherische Öle

Calendula, Kamille, Eukalyptus, Geranie, Lavendel, Rosmarin

Verdauungsstörungen

Häufigste Formen: Sodbrennen, Blähungen und Bauchschmerzen

Ursache

Zu schnelles Essen, zu reichliches Essen, unverträgliche Kombinationen von Speisen wie Brot und Orangen, unregelmäßiges Essen, nervöse Anspannung oder Lebensmittelallergie.

Behandlung

Suchen Sie nach der Ursache, denn ständige Verdauungsbeschwerden können ein Hinweis auf eine ernstere Erkrankung sein. Ändern Sie Ihre Ernährung und Lebensweise, wenn nötig. Bei nervösen Beschwerden nehmen Sie einen der folgenden Kräutertees: Kamille, Basilikum, Majoran, Melisse. Weitere stärkende und anregende Kräuter sind Fenchel, Pfefferminz, Grüne Minze, Rosmarin, Kümmel. Duftbäder und sanfte Bauchmassage (mit kreisenden Bewegungen im Uhrzeigersinn) tun auch gut.

Ätherische Öle

Fenchel, Koriander, Pfefferminz, Bergamott, Majoran, Rosmarin, Cardamon

Verstauchungen

So schnell wie möglich nach dem Unfall legen Sie eine kalte Kompresse mit einer der unten empfohlenen Essenzen auf; diese erneuern Sie jede Stunde, bis Schmerzen und Schwellung abklingen. Hinterher tragen Sie eine Salbe (siehe Kapitel 5) auf, die mit den ätherischen Ölen die Heilung beschleunigt.

Ätherische Öle

Eukalyptus, Lavendel, Kampfer, Rosmarin

Verstopfung

Naturtherapeuten haben immer wieder darauf hingewiesen, wie wichtig eine gesunde Kost zur Vorbeugung gegen Verstopfung ist; und auch gegen andere »Zivilisationskrankheiten« wie Blinddarmentzündung, Divertikelbildung und sogar Darmkrebs wirkt sie vorbeugend. In den vergangenen Jahren wird dieser Ansicht endlich auch seitens der Schulmedizin mehr Glauben und Beachtung geschenkt. Viele hervorragende Ärzte und Ernährungswissenschaftler, allen voran Dr. Denis Burkett, haben ihre Kenntnisse publiziert und hervorgehoben, wie wichtig Ballaststoffe für ein normales Funktionieren der Verdauung sind.

Verstopfung ist weitgehend die Folge einer Kost ohne ausreichende Ballaststoffe; sitzende Lebensweise und seelische Unzufriedenheit und Störungen sind oft die Wurzel des Übels. Sie sollten etwas unternehmen, um den leider unvermeidlichen Alltagsstreß abzubauen und besser mit ihm umzugehen; wenn das machbar ist, sollten Sie auch Ihre Lebensweise ändern (siehe Kapitel 1).

Ältere und behinderte Menschen sind leider oft gezwungen, ihr Leben sitzend zu verbringen, sind daher also anfällig für Verstopfung. Tägliche Bauchmassage mit ätherischen Ölen in sanften, kreisenden Bewegungen im Uhrzeigersinn in Verbindung mit ausgewogener Kost und tiefem Atmen (am besten an der frischen Luft) kann Linderung schaffen. Eine Ganzkörpermassage oder eine Physiotherapie täten ein übriges.

Trinken Sie viel klares Wasser, mindestens sechs Gläser täglich. Ein oder zwei Gläser warmes Wasser vor dem Frühstück spülen die Giftstoffe aus dem Körper.

Kräutertees

Kamille, Löwenzahn, Erdbeere

Andere Therapien

Yoga, Kräuter, Homöopathie

Ätherische Öle

Äußerlich anwenden in Bädern und bei Massagen, es sei denn, sie werden von einem Therapeuten zum Einnehmen verordnet: Fenchel, Majoran, Rosmarin, Schwarzer Pfeffer, Rose

Warzen

Kleine, harte Erhebungen auf der Haut, meistens auf den Händen; kommen aber auch anderweitig am Körper vor. An den Fußballen treten eingewachsene Warzen auf, die wie alle anderen behandelt werden.

Ursache

Eine Virusinfektion. Streß und falsche Ernährung verringern die Widerstandskraft gegen alle Formen von Infektionen.

Behandlung

Achten Sie darauf, daß Ihre Kost reich an Nährstoffen ist (siehe Kapitel 1), vor allem an Vitamin B, C und E. Während des Heilungsprozesses sollten Sie vielleicht Zusatzpräparate nehmen. Zum Streßabbau praktizieren Sie eine bewußte Form der Entspannung wie Meditation, Tiefenentspannung oder auch Yoga. Knoblauch reinigt das Lymphsystem und kräftigt das Immunsystem. Daher sollten Sie einen oder zwei Monate lang täglich bis zu vier Kapseln nehmen.

Äußerlich tragen Sie reine Zitronenessenz auf. Geben Sie 1 oder 2 Tropfen auf den Gazeteil eines Pflasters und kleben Sie es auf die Warze. Wechseln Sie es täglich und nehmen Sie es nachts immer ab, damit die Haut atmen kann. Es kann eine Woche oder aber auch einen Monat dauern, bis die Warze schrumpft und abfällt. Wenn die Haut nach der Behandlung mit Zitrone trocken und schuppig geworden ist, tragen Sie den Inhalt einer Vitamin E-Kapsel oder etwas Weizenkeimöl auf. Vitamin E, das in Weizenkeimöl enthalten ist, kann die Warzenbildung verhindern, ist also Vorbeugungs- und Heilmittel zugleich.

Ätherische Öle

Knoblauch, Zitrone

Wechseljahre

Viele Frauen haben Angst vor dem Beginn der Wechseljahre, als wären sie der Anfang einer grauen, freudlosen Straße des geistigen und körperlichen Abbaus; dazu kommt der Verlust der Sexualität, also des Wertes als Frau. Solche Einstellungen werden leider durch den Kult ewiger Jugend, dem die Gesellschaft fast schon besessen nachjagt, noch bestärkt. Statt »mit Anmut und Würde alt zu werden«, nehmen viele Frauen hektisch zur Hormonbehandlung Zuflucht, sie lassen sich liften und quälen sich bei dem Versuch, die Jugend zu bewahren, mit strenger Diät (Männer, das möchte ich betonen, sind auch nicht immer immun gegen manche dieser Maßnahmen). Es ist zwar falsch, die Hormonbehandlung ganz zu verdammen, aber bei nur wenigen Frauen ist sie wirklich notwendig. In der medizinischen Literatur tauchen immer wieder Berichte auf, daß eine langfristige Hormonbehandlung auch zu Thrombose und Gebärmutterkrebs führen kann.

Bei einigen afrikanischen Stämmen ist das Ausbleiben der Menstruation die Schwelle zu Würde und Ansehen. Zu diesem Zeitpunkt erhalten die Frauen im Stamm die volle Gleichberechtigung — als Zeichen der Dankbarkeit dafür, daß sie so viele Jahre lang Kinder geboren haben.

Forschungen haben ergeben, daß Frauen, die ohne alle Probleme durch die Wechseljahre kommen, sich meistens in ihrem Beruf und in ihren Beziehungen gut und sicher fühlen. Und deshalb fühlen sie sich als Menschen akzeptiert. Es wäre jedoch falsch, daraus zu folgern, daß alle Wechseljahrsbeschwerden durch unsere negativen Einstellungen zum Leben ausgelöst werden. Körper und Seele sind untrennbar miteinander verbunden, also müssen hormonelle Umstellungen bis zu einem gewissen Grad emotionales und körperliches Unbehagen verursachen. Zu den Wechseljahrsbeschwerden gehören Hitzeaufwallungen (ausgelöst durch einen Hormonstoß, der ins Blut abgegeben wird), Herzklopfen, dünner werdendes Haar, Schrumpfen der Brüste, Trockenheit der Vagina, Kopfschmerzen und viele andere kleine Beschwerden. Kein Wunder, daß Frauen auch unter Reizbarkeit, Konzentrationsmangel und Schlaflosigkeit leiden.

Ursache

Etwa im Alter von 42 bis 45 Jahren, manchmal schon eher, verringert sich die Abgabe der weiblichen Sexualhormone Östrogen und Progesteron. Zuerst bleibt die Periode manchmal aus, schließlich wird die Hormonproduktion eingestellt, und die Periode bleibt ganz

Behandlung

Lesen Sie Kapitel 1 über Lebensweise und Ernährung nach. Nehmen Sie zusätzlich etwa 400 I. E. Vitamin E, ein starkes Vitamin B-Präparat und vielleicht auch ein Eisenpräparat. Kelp-Tabletten sind ein guter Lieferant für Mineralstoffe, und Pollen, so hat man herausgefunden, können die Beschwerden in den Wechseljahren lindern.

Kräutertees

Salbei hat östrogenähnliche Eigenschaften und kann dazu beitragen, die Hitzeaufwallungen zu lindern.
Zu einer Behandlung nach der Aromatherapie sollte im Idealfall regelmäßige Massage gehören, damit das Nervensystem ins Gleichgewicht gebracht wird. Aber Eigenbehandlung mit Duftbädern und das Auftragen von ätherischen Ölen auf die Haut ist auch hilfreich.
Die Essenzen von Zypresse und Salbei können die Abgabe von weiblichen Sexualhormonen normalisieren, deshalb werden sie bei Wechseljahrsbeschwerden gern eingesetzt. Viele Therapeuten empfehlen auch Kamille, Fenchel und Geranie. Ein Therapeut kann auch das Einnehmen von Fenchel (wegen des Östrogengehalts) oder Zypresse, wenn die Blutung sehr stark ist, verordnen.

Aber Sie sollten die innere Anwendung nie ohne einen qualifizierten Fachmann durchführen.

Andere Therapien

Yoga, Akupunktur, Kräuter, Homöopathie

Ätherische Öle

Zypresse, Muskatellersalbei, Geranie, Kamille, Fenchel, Salbei

Wunden, Schnitte und Abschürfungen

Ätherische Öle haben hervorragende antiseptische und heilende Eigenschaften. Sie sind unschädlich für das Gewebe und stechen nicht so stark wie chemische Desinfektionsmittel.

Schwere Wunden mit starker Blutung müssen immer von einem Arzt behandelt werden, holen Sie in einem solchen Fall sofort Hilfe. In der Zwischenzeit legen Sie einen mit Zitronenöl beträufelten Verband an (stoppt die Blutung).

Schnitte und Kratzer sollten im allgemeinen erst mit Lavendelöl (6 Tropfen auf 300 ml Wasser) gereinigt werden. Waschen Sie möglichst viel Schmutz, Sand und Fremdkörper aus der Wunde. Beträufeln Sie ein Stück Leinen mit einer Mischung aus Lavendel und Zitrone (oder einer anderen der empfohlenen Essenzen), legen Sie es auf die Wunde und befestigen Sie es. Kleine Wunden können mit einem Pflaster abgedeckt werden. Geben Sie die Essenz auf die Gaze in der Mitte.

Ätherische Öle

Lavendel, Eukalyptus, Kamille, Geranie, Ysop, Holunder, Rosmarin, Benzoe, Weihrauch, Bergamott, Kampfer, Calendula, Zitrone

Zahnen

Wenn ein Baby Probleme beim Zahnen hat, werden Sie das bald genug zu spüren bekommen. Das Kind wird sehr reizbar, es schläft vielleicht nicht, weint, damit Sie es hochnehmen, um sofort wieder zu weinen, damit Sie es hinlegen. Eine oder beide Wangen können gerötet sein, und das Baby kaut auf den Fäustchen und sabbert reichlich.

Behandlung

Der Kräuterexperte Jean Paliseul, Verfasser eines Buches über »Großmutters Geheimnisse«, schwört auf Echten Eibisch. Er regt an, dem Baby ein Stück der Wurzel zum Kauen und Lutschen zu geben.
Aromatherapeuten empfehlen, eine einprozentige Verdünnung von Kamillenessenz in Mandelöl auf die Wange zu reiben.

Andere Therapien

Homöopathie

Ätherische Öle

Kamille

Zahnfleischerkrankungen

Zahnärzte sagen, daß mehr Zähne infolge von Zahnfleischerkrankungen verlorengehen als durch Zahnverfall. Wenn wir auf unser Zahnfleisch aufpassen, passen die Zähne schon auf sich selbst auf.

Geschwüre im Mund

Offene, wunde Stellen innen an den Wangen, Lippen oder am Zahnfleisch. Manchmal werden sie durch falsches oder versehentliches Beißen oder durch ein künstliches Gebiß verursacht. Sehr oft weisen sie auf Erschöpfungszustände als Folge von körperlichem oder seelischem Streß hin. Oder sie treten auf, wenn man sich gerade von einer Krankheit erholt oder mit Antibiotika behandelt wird.

Behandlung

Achten Sie darauf, daß Ihre Kost reichlich Vitamin C (mindestens 500 mg pro Tag) und die gesamte Vitamin B-Gruppe enthält. Machen Sie Mundspülungen mit Myrrhetinktur (siehe Kapitel 5).

Ätherische Öle

Myrrhe, Zypresse

Zahnfleischentzündung

Das Zahnfleisch blutet, wenn es gebürstet wird oder beim Verzehr von harten, faserigen Speisen. Das ist weitgehend die Folge von unsichtbaren Bakterien (Plaque), die durch die Enzyme im Speichel hart werden und eine Kalkablagerung, den Zahnstein, bilden. Zahnstein kann am Ende dazu führen, daß sich das Zahnfleisch vom Zahn löst. Nahrungsteilchen setzen sich in die Taschen und werden von Bakterien angegriffen. Wenn das unbehandelt bleibt, kann das zu schweren Zahnfleischerkrankungen führen.

Behandlung

Eine ausgewogene Vollwertkost, gründliche Zahnhygiene und die Benutzung von Zahnseide. Gehen Sie alle sechs Monate zur Kontrolle zum Zahnarzt. Machen Sie Mundspülungen mit Myrrhetinktur (siehe Kapitel 5).

Zahnschmerzen

Geben Sie 1 oder 2 Tropfen ätherisches Öl in das Loch im Zahn; wiederholen Sie das möglichst oft, bis Sie zum Zahnarzt kommen. Beugen Sie Zahnverfall durch vernünftige Ernährung und peinliche Mundhygiene vor (siehe Zahnfleischentzündung).

Ätherische Öle

Pfefferminz, Kamille, Nelken

Zellulitis

Hier handelt es sich um eine Ansammlung von festsitzendem Fett mit Vertiefungen, das sich meistens an Schenkeln, Gesäß, Hüften und Oberarmen ablagert. Kneift man in die Haut, wird sie faltig und runzelig und springt nicht sofort elastisch in ihre Ausgangsposition zurück. Die betroffenen Partien können wie Orangenschale aussehen, man spricht auch von Orangenhaut. Sie fühlen sich kalt an. Anders als gewöhnliches Fettgewebe enthält Zellulitis einen hohen Anteil an Wasser und Gewebeabfallstoffen.

Ursache

In vielen Fällen gibt es sicher einen Zusammenhang mit Hormonen. Manche Frauen produzieren große Mengen an Östrogen, die nicht durch das Gegenhormon Progesteron ausgeglichen werden. Nach Dr. Pierre Dukan haben bei 75 Prozent der Betroffenen die Beschwerden zu Zeiten verstärkter Hormonveränderungen eingesetzt, beispielsweise während der Schwangerschaft, in den Wechseljahren, in der Pubertät oder beim ersten Einnehmen der Pille.
Eine geschädigte Wirbelsäule kann zu Muskelkrämpfen und zu Druck auf Nerven und Blutgefäße am unteren Rücken führen. Wenn dies nicht behandelt wird, kann dieser Druck zur Zellulitis beitragen, weil er die Lymphdrainage behindert. Osteopathie oder chiropraktische Behandlung können zusammen mit der Aromatherapie und Diät eingesetzt werden, um die Wirbelsäule wieder zu richten und den Druck in diesem Bereich zu beseitigen.
Zu den weiteren bekannten Ursachen gehören Streß, ei-

ne Kost mit zahlreichen Lebensmittelzusätzen, Verstopfung, schlechte Durchblutung, sitzende Lebensweise, Leberschäden, schlechte Funktion von Nieren, Lungen oder Verdauungstrakt.

Behandlung

Überprüfen Sie vor allem Ihre Ernährung und versuchen Sie, die schädlichsten Stoffe zu vermeiden. Dazu gehören alle raffinierten und konservierten Lebensmittel mit ihren chemischen Zusatzstoffen, Zucker und weißes Mehl, Salziges wie Räucherfisch und konservierte Fleischprodukte, Kaffee, Alkohol und in geringerem Maße Tee.
Eine weitgehend rohe Kost ist empfehlenswert (siehe Kapitel 1). Trinken Sie reichlich Mineralwasser, um die Nieren durchzuspülen. Vielleicht müssen Sie zwei oder drei Tage eine Fastenkur machen, damit der Entgiftungsprozeß in Gang kommt, aber das sollte nur unter der Aufsicht eines erfahrenen Therapeuten geschehen.

Kräutertees

Die folgenden Kräuter sind besonders geeignet bei Zellulitis, weil sie natürliche harntreibende Mittel und »Blutreiniger« sind: Brennessel, Löwenzahn, Mädesüß.
Frische Luft und Bewegung, richtiges Atmen und tägliche Entspannung sind genauso wichtig wie richtige Ernährung (siehe Kapitel 1). Regelmäßige anregende Massage mit den entsprechenden ätherischen Ölen trägt zum Abbau giftiger Ablagerungen bei, regt den Blutkreislauf an und fördert die richtige Lymphdrainage. Massage durch einen gelernten Therapeuten ist zwar sehr wirksam, aber die Eigenbehandlung wie das Abrei-

ben mit einem Lufa-Handschuh oder das Massieren des betroffenen Bereichs mit geeigneten Essenzen können auch sehr hilfreich sein (siehe Anleitungen zur Massage in Kapitel 4).

Andere Therapien

Yoga, Tai Chi, Hydrotherapie, Osteopathie, chiropraktische Behandlung

Ätherische Öle

Zypresse, Zitrone, Wacholder, Rosmarin, Lavendel, Geranie, Fenchel

Register

Antibiotika 221
Abgeschlagenheit 24
Abszesse 65, 115
Acidophilus-Tabletten 163, 214
Adrenalin 89
Adrenalinabgabe 48
Akne 53, 61, 63, 65, 78f., 118, 141, 144, 149-153
—, Ursache und Behandlung 149-153
Alkohol 20, 39, 68, 118, 141, 214, 230
Allergien 18, 61, 187
Allergietest 152, 156, 168, 188, 195, 209
Alpträume 212
—, Behandlung 153f.
Amenorrhöe 198
Ampfer 173
Anämie 83
Anatomie 87
Andorn 197
—, Schwarzer 206
—, Weißer 165
Ängste 61, 67, 88, 153-156
—, Ursache und Behandlung 154ff.
Angstsymptome 21
Angstzustände 59
Anspannung, nervöse 53, 67, 78ff., 82, 85, 194, 212, 218
Anti-Aphrodisiakum 66
Anti-Depressivum 53, 59, 70, 75, 78, 82, 156
Anti-Histamin 183
Antibabypille 199, 205, 213, 228
Antibiotika 17, 214
Antifalten-Hautöl 47
Antiseptika 40
Antriebslosigkeit 201
Apfelessig 218

Aphrodisiacum 59, 64, 70, 75, 78, 81, 136
Appetitlosigkeit 56, 63, 83
Ärger 14, 82, 88
Arnikasalbe 164
Arteriosklerose 63
Arthritis 18, 52, 63, 67, 76f., 79, 83f., 131, 137, 156-160, 206
—, Ursache und Behandlung 156-160
Asthma 28, 52, 65, 116, 167
Astralleib 108
Atem, schlechter 73
Atemübungen, tiefe 166
Atemwege, Entzündung der 56, 79f.
Atmen, vollständiges 28
Augenwurz 161, 184, 209
Aura, menschliche 107ff.
Aura-Massage 88, 107-111
Ausfluß, vaginaler 213
Ausschlag 69
Autogenes Training 30, 156, 184, 195
Avocado 178
Avocadoöl 144

Babymassage 128f.
Babyöl 90
Badeöle 84, 135f.
Bäder 112ff., 159, 203
Badetemperaturen 114
Baldrian 206, 213
Ballaststoffe 22, 220
Basilikum 43, 48, 50f., 73, 76f., 91, 113, 153, 156, 166, 171, 175, 210, 219
Bauchmassage 220
Bauchschmerzen 218
Bauchspeicheldrüse 19
Behandlung, chiropraktische 159, 162, 165, 183, 194, 206, 228, 230
Beinschmerzen 14

REGISTER

Benzoe 52f., 61, 69, 75, 78, 80f., 85, 116, 126, 129, 139, 156, 160, 166, 171, 186, 188, 204, 226
Bergamott 37, 51ff., 58f., 61, 64f., 67f., 71, 77, 80, 82, 85, 91, 126, 129, 153, 156, 163, 181f., 198, 208, 226
Bewegung, körperliche 23
Bewegungsmangel 195
Bienenwachs 140
Bienenwachscreme 118f.
Bindehautentzündung 61, 75
—, Behandlung 161
Bioflavonoide 149, 183, 198
Blähungen 51, 63, 65, 67ff., 77, 218
Blasen 161f.
Blasenentzündung 54f., 63, 65, 78f., 115, 162f.
—, Ursache und Behandlung 162f.
Blasenkatarrh 53
Blasenreizung 21
Blinddarmentzündung 220
Blutdruck, niedriger 48, 77
Bluthochdruck 36, 48, 62f., 65, 67f., 81f., 159, 194
Blutkörperchen, weiße 40
Blutkreislauf 87, 111
Blutreiniger 230
Blutungen, starke 204f.
Blutzuckerspiegel 19, 48, 54, 57
Brennessel 151, 160, 168, 172, 178, 180, 215, 230
Brombeerblätter 215
Bronchitis 28, 51f., 55, 63, 65ff., 71ff., 76ff., 80, 164ff.
—, chronische 71
—, Ursache und Behandlung 164ff.
Brüste, Empfindlichkeit der 201, 203
—, Schrumpfen der 223
Brustwarzen, wunde 217
Buchweizen 196

Calcium 21, 171, 200
Calendula 149, 153, 169, 172, 174, 189, 211, 217f., 226
Candida albicans 213
Carrageenate 18
Cholesteringehalt 62
Cholesterinspiegel, hoher 63, 77
Civette 44

Damaszenerrose 74
Dampfbäder 71, 117, 121
Dampfdestillation 39, 54, 66, 77f., 84
Dämpfe, giftige 194
Dampfinhalation 76, 170, 187, 209
Darmentzündungen 18
Darmkrebs 220
Denken, klares 43, 74, 76f., 97
Depressionen 14, 53, 59, 65, 70, 75, 78, 80, 134, 153-156, 201
—, nervöse 68
—, Ursache und Behandlung 154ff.
Dermatitis 180
Dermatone 47
Desinfektion 40, 79
Desinfektionsmittel 54, 57, 225
Destillation 38f.
Diabetes 19, 36, 55, 57
Diät 157, 229
—, strenge 223
Dill 216
Distel 216
Divertikelbildung 220
Dschungel-Akne 117
Duftbäder 152, 170
Durchblutung 131f., 207
—, schlechte 230
Durchblutungsstörungen 166f.
Durchfall 55, 69, 73, 78, 84, 170
—, chronischer 70
Dysmenorrhöe 200f.

EEG (Elektro-Enzephalogramm) 33, 43
Eibisch, Echter 185, 225
Eier 17, 22, 209
Eifersucht 75
Einreibemittel 54
Einsamkeit 66f.
Eisenkraut 206
Eisenpräparat 224
Eisprung 204
—, regelmäßiger 199
Ekzem-Persönlichkeit 13
Ekzeme 62, 65, 118, 167ff., 180
—, feuchte 79
—, trockene 57
—, Ursache und Behandlung 167f.
Enfleurage 39
Entspannung 137, 203
—, tiefe 175
Entspannungstechniken 30f.
Entspannungstherapie 13, 30

233

REGISTER

Entzündungen 88, 115
Enzyme 48
Epileptiker 55, 67
Epsomsalz-Bäder 159
Erbrechen 61, 73, 75, 78, 205
Erdbeere 221
Ergosterol 25
Erkältungen 51, 54f., 63, 65, 67, 72f., 76f., 79, 86, 115, 137, 169ff., 176, 180, 189, 210
—, Ursache und Behandlung 169ff.
Ernährung, biologische 36
—, falsche 187, 195
—, ideale 16
—, schlechte 181
Erschöpfung 76
Erschöpfung, geistige 51, 74, 175
Erschöpfungszustände 54
Essenzen 38f., 49
Eukalyptus 37, 48, 54ff., 57, 153, 160, 163, 165, 171, 176, 181f., 186, 188, 190f., 193, 207ff., 211, 218f., 226
Eukalyptusblätter 209
Euphorie 68

Fasern, synthetische 27
Fasten 165, 170, 197
Fasten-Diät 158
Fastenkur 187f., 230
Fenchel 47f., 55f., 67, 127, 164, 200, 216, 221, 224f., 231
Fertiggerichte 18
Fettleibigkeit 55f., 195
Fettverbrauch 22
Feuchtigkeitscreme 119
Fichtennadel 48, 163, 171, 184, 209
Fieber 53, 55, 73, 88
Fisch 22, 44
Fixative, tierische 44
Flecken, blaue 56, 115, 164
Fleisch 22
Flitterwochen-Blasenentzündung 163
Flohkraut 126
Flüssigkeitsstau 57, 79, 201
Flüssigkeitsverlust, übermäßiger 84
Frigidität 48, 59, 68, 75, 78, 82
Frostbeulen 171f.
—, Ursache und Behandlung 171f.
Fructose 20
Frustration 14, 82

Furcht 88
Furunkel 61, 63, 65, 68, 115, 172f.
—, Behandlung 172f.
Fußbäder 115, 161, 174
Fußmassage 115, 131
Fußpilz 63, 115, 173f., 2109
—, Ursache und Behandlung 173f.

Gallensteine 63
Gamma-Linolsäure 203
Ganzkörpermassage 91, 220
Gartenraute 216
Gartensalbei 67
Gebärmutter 200f., 203
—, abgesenkte 162
—, Kräftigungsmittel für die 128
—, Störungen der 75
Gebärmutterbeschwerden 59
Gebärmutterkrebs 223
Geburt 126ff.
Gedächtnis 42, 76f.
—, schwaches 64
Geißblattblüten 160, 185
Geranie 48, 51, 54, 56ff., 61, 65, 68, 71, 80, 127, 130, 135, 153, 156, 198, 203ff., 208, 211, 215, 218, 224ff., 231
Geranienöl 57
Geraniol 38
Geruchsmoleküle 46
Geruchssinn 9, 41ff.
Geruchszellen 41ff.
Geschlechtsverkehr 163, 214
Geschwüre 69
Gesichtsdampfbäder 117, 152
Gesichtsmassage 90, 97-103, 152
Gesichtsöle 70, 76, 81, 138, 149
—, ätherische 121f.
Gesichtswasser 74f., 119, 141f.
Gesundheit, ganzheitliche 146
Gewichtszunahme 201
Gewürznelken 51
Gicht 52, 55f., 77, 79, 156
Gier, sexuelle 84
Glucose 20
—, Spiegel 19
Glyzerin 120
Goldlack 184
Grippe 54f., 63, 73, 76f., 79, 86, 137, 176, 180, 210
Groll 14

REGISTER

Grundsalbe 209

Haar, fettiges und trockenes 142f.,
Haarausfall 177, 179f.
Haarprobleme 177f.
Haarwachstum 76, 112
Haarwasser 142f.
Haferkleie 121
Halbfasten 165, 197
Halluzinationen 212
Halsentzündung 55
Halsinfektionen 68
Halsschmerzen 83, 197
—, Behandlung 180f.
Hämorrhoiden 69, 84
Handmassage 132
Harndrang 162
Harnsäure 79, 159
Harnwege, Infektionen der 18, 56, 79
Haselnuß 84
Haut 45f.
—, Absorption über die 46f.
—, allergische 142
—, fettige 53, 141, 144
—, normale 142, 145
—, Talgabsonderung der 57
—, trockene 141, 144f.
Hautausschlag 55, 58, 170, 201
Hautbeschwerden 64
Hautcreme, selbstgemachte 139f.
Hautentzündung 65, 167
Hautleiden 180
Hautpflege 56, 58f., 61, 65, 70, 72, 75, 77-82, 84, 118-122, 152
Hautreizungen 52, 62, 72, 88, 115
Hauttypen, Grundpflege für alle 119
Hefe 214
Heilenergie 109
Heilkunst, ästhetische 9
Heilmethode, ganzheitliche 9
Heilungsmechanismen, angeborene 15
Heiserkeit 59
Heißhunger 201
Helenenkraut 184f.
Herpes simplex 55, 61, 181f.
—, Behandlung 181f.
Herzanfall-Persönlichkeit 13
Herzbeschwerden 159
Herzerkrankungen 17, 62

Herzklopfen 70, 77, 82, 223
Herzkranzgefäße 131
Heuschnupfen 28, 63, , 167, 182ff.
—, Ursache und Behandlung 182ff.
Hirnanhangdrüse 25, 42
Histamine 182
Hitzewallungen 84, 223f.
Holunder 161, 170, 184, 187, 190, 209, 226
Homöopathie 10, 147, 153, 156, 160, 163, 168, 180, 182, 186, 188f., 191ff., 197, 205, 207, 215, 221, 225f.
Honig 20, 22, 190
Hopfen 206, 213
Hormonabsonderung 48
Hormonbehandlung 223
Hormone, wachstumsfördernde 17
Hormonproduktion 57
Hormonspiegel, Veränderungen im 203
Hormonsystem 42, 47f.
Hormonveränderungen 229
Huflattich 165, 170, , 185
Husten 52, 55, 59, 62, 69, 78f., 83, 184f., 189
—, krampfartiger 84
—, trockener 73
—, Ursache und Behandlung 184f.
Hypothalamus 25, 42
Hysterie 51, 61, 65, 67f.

Immergrün 205
Immunsystem 188, 222
Impotenz 48, 59, 68, 75, 78, 82
Industriechemikalien 44
Infektionen 65
Ingwer 37, 160, 164, 171, 187
Inhalationen 116, 175
Insekten, Abwehr von 73
Insektenstiche 65, 68, 83, 186
Insulin 20
Intuition 42
Ischias 65

Jasmin 39, 43, 48, 50, 52, 58f., 68, 70f., 75, 78, 126f., 156, 201
Jasminöl 113
Jojobaöl 178
Jucken, vaginales 213

Kalifornischer Mohn 212

235

REGISTER

Kalium 203
Kälte 69
Kamille 40, 54, 60f., 65, 67, 71, 75, 126, 129, 134, 148, 154-156, 160f., 163, 168ff., 173, 180, 182, 184, 187f., 191ff., 195, 200ff., 203f., 206f., 210, 212f., 215, 217ff., 221, 224ff., 228
Kampfer 48, 126, 153, 160, 164, 166f., 171f., 208, 219, 226
Kapillaren, geplatzte 148
Kapuzinerkresse 180
Karotin 198
Katarrh 55, 63, 65, 69, 78, 80, 183, 186ff.
—, chronischer 51
—, Ursache und Behandlung 187f.
Kater 75
Kehlkopfentzündung 52, 65, 78, 80
Kelp-Präparate 158, 224
Keuchhusten 51, 68, 84, 184
Kinder 130f.
—, hyperaktive 15
Kinderkrankheiten 188f.
Klee, Roter 168
Klette, Große 151, 160, 173
Knoblauch 40, 44, 46, 48, 61ff., 150, 165f., 171f., 176, 183-187, 190, 209, 211, 214f., 222
Knochenbrüche 88
Koffein 21f.
Kohlehydrate 187
Kohlensäure 87
Kokosöl 139, 178
Koliken 52f., 56, 61, 68, 73
Kölnisch Wasser 53
Kompressen 115, 160, 164, 173, 195, 200, 207, 217, 219
Königskerze 185
Konzentrationsmangel 24, 223
Kopfhautmassage 194
Kopfmassage 97f., 106f.
Kopfschmerzen 24, 31, 67, 73, 75, 77, 97, 115, 189, 194ff., 201, 223
—, Ursache und Behandlung 194ff.
Koriander 52, 54, 63f., 71f., 126, 156, 160, 167, 175, 208
Krampfadern 84, 88, 166, 195f.
—, Ursache und Behandlung 195f.
Krämpfe 63, 76, 166, 200
Krankheit, Symbolismus der 14

Kräutermedizin 43, 130
—, Herstellung von 147f.
Kräutertees 118, 150f., 155f., 160f., 165f., 168, 170, 172f., 178, 184f., 187, 190, 195, 197, 201, 203, 205f., 209, 212, 215.f., 219, 221, 224, 230
Krebs 88
Krebs-Persönlichkeit 13
Küchenschelle 173
Kuhmilch 216
Kümmel 37, 48, 201, 216
Kunstfasern 210, 214
Kurzschläfer 34

Läuse 57
Lavendel 37, 48, 54, 58, 60f., 64f., 67f., 70f., 74, 77, 80-83, 85, 126-129, 134, 139, 153f., 156, 160, 162f., 166f., 169, 171-174, 176, 179f., 184, 186, 188f., 193, 195, 204, 207-210, 213, 215, 218f., 225f., 231
Lavendelessenz 161f.
Lavendelöl 130, 217, 225
Lebensmittel, alkalibildende 158
Lebensmittel-Allergietest 157, 160, 166, 180, 194, 207
Lebensmittelallergie 21, 149, 154, 179, 194, 205, 208, 218
Lebensmittelindustrie 18, 71
Lebensmittelzusätze 18
Leberschäden 230
Licht, künstliches 24
Lichtschutzfaktor 138
Limettenblüte 154f., 213
Lösungsmittel 39
Lotus-Position 32
Löwenzahn 151, 160, 178, 203, 221, 230
Luftverbesserer 65
Luftverschmutzung 194, 208
Lungenentzündung 176
Luxusöle 50
Lymphdrainage 87, 230
Lymphsystem 57, 88, 119, 222

Mädesüß 160, 206, 213, 230
Magenkatarrh 63
Magenkoliken 66
Magenkrämpfe 61, 63

REGISTER

Magensäure 83
Magenschleimhaut 118
Magnesium 200, 203
Majoran 61, 66f., 74, 85, 126, 128, 135, 156, 160, 167, 171, 188, 195, 201, 207f., 213, 219, 221
Mandarinenöl 71
Mandelentzündung 53, 58, 196f.
Mandelöl 140, 178, 210, 226
Masern 55, 189f., 192
—, Behandlung 190f.
Masken 144f.
Massage 47, 64, 86ff., 127, 152, 166, 194, 203, 205, 207, 230f., 213
—, professionelle 29
Massage-Liege und -Musik 89
Massagebewegungen 88, 92-107, 111, 130
Massageöle 49, 56, 72, 90f., 138, 191
Massagerhythmus 89
Mazeration 39
Medikamente, pharmazeutische 40f.
Meditation 13, 30ff., 36, 43, 80f., 125, 152, 156, 168, 175, 203, 207, 222
Meeresalgen 158
Meersalz 161
Melisse 55, 91, 171, 200, 207, 219
Menschen, ältere 131f.
Menstruation 47, 57, 150, 200ff., 204, 223
—, Ausbleiben der 79
—, schmerzhafte 59, 61, 65-68
—, starke 84
—, starke unregelmäßige 75
Menstruationsbeschwerden 51
Menstruationskrämpfe 115
Menstruationsprobleme 198f.
Migräne 55, 61, 65, 67, 73, 77, 194, 205ff.
—, Ursache und Behandlung 205ff.
Migräne-Persönlichkeit 13
Migränemittel 206
Milch 22
Milchfluß stillender Frauen 56
Milchsäure 87
Mineralöl 90
Mineralwasser 23, 185, 189, 214, 230
Mischungen und Rezepte, therapeutische 133-145

Mittelohrinfektion 210
Molkereiprodukte 17, 21, 44, 163, 168, 179, 183, 187, 208
Mönchspfeffer 203
Moschus 44
Multivitamin-Präparat 209, 214
Mumps 191f.
Mund, Ausschlag im 57, 144
—, Geschwüre im 227
Mundgeruch 53
Mundinfektionen 69
Mundspülung 191, 227f.
Mundwasser 143f.
Muskatellersalbei 48, 65, 67f., 84f., 127, 156, 200, 213, 225
Muskelkrämpfe 205, 229
Muskelschmerzen 65, 87, 115, 136, 207f.
Muskelverkrampfung 194
Muskelzerrungen 88
Muttermilch 216
Myrrhe 52, 68f., 78, 80f., 127, 173f., 182, 188, 211, 227f.

Nachtkerzenöl 47, 150, 168, 180, 203
Nackenmassage 104ff.
Nadelhölzer 37
Nahrungsmittel, säurebildende 158
—, schleimbildende 187, 208
Nahrungszusätze 158
Nebenhöhlen 101
Nebenhöhlenentzündung 55, 63, 65, 73, 208f.
—, Ursache und Behandlung 208f.
Nelken 164, 167, 171, 175, 208, 210, 228
Neroli 43, 48, 50f., 54, 58f., 61, 64f., 69ff., 75, 81f., 126, 135, 153f., 156, 213
Nervenberuhigungsmittel 51
Nervensystem 25
Neuralgien 55, 57, 61
Nieren 22, 79, 230
Nierensteine 18

Obst 22
Ohnmacht 73
Ohnmachtsanfälle 65
Ohrenschmerzen 65, 189, 210
Öle, ätherische 37-44, 50-85

237

REGISTER

—, neutrale 135
Olivenöl 210
Orange 59, 64, 68, 71f., 80f., 85, 91, 113, 127, 129, 167, 171, 184, 190, 204
Orangenbaum 37, 69, 71
Orangenblüten 39, 213
Orangenöl 71
Östrogen 46f., 177, 224, 229
Östrogenspiegel 204
—, hoher 202
Oxalsäure 21f.

Pampelmuse 190
Pantothensäure 183
Paradentose 56
Parfüm 44f., 72
Parfümmischungen 123f.
Passionsblume 205, 212
Patschuli 156
Periode, Ausbleiben der 56, 68f.
Peristaltik 112
Petersilie 202
Petit Grain 71
Pfeffer, schwarzer 91, 113, 167, 171, 176, 221
Pfefferminz 43, 48, 72ff., 76f., 91, 113, 116, 166, 170f., 174ff., 186ff., 190, 195, 206f., 209f., 216, 228
Pfefferminzöl 72
Pflanzengifte 47
Pflanzenöle 38f., 49, 73, 90f., 119, 178, 189
Pheromone 44f.
Phytohormone 47, 84
Pigmentstörungen 52
Plaque 228
PMS (Prä-Menstruations-Syndrom) 201ff.
Pollenallergie 182
Pollengranulat 183
Pomade 140
Prana 26, 28
Prellungen 67, 88, 164
Progesteron 224, 229
Prolaktin 202
Prostaglandine E1 203
Prostata, Vergrößerung der 21, 162
Proteine 177, 209, 216
Psyche 29
Psychopharmaka 155
Psychotherapie 155

Pubertät 149, 228

Rasierwasser 142
Räume, Parfümieren der 78, 125f.
Raumspray 72
Reflexzonenmassagen 10, 115, 167, 184, 201, 207
Reisekrankheit 73
Reizbarkeit 24, 201, 223
REM-Phasen 33f.
Rheuma 55, 61, 63, 66, 76f., 79, 82ff., 136, 156-160, 207
—, Ursache und Behandlung 156-160
Rheumaschmerzen 63
Ringelblume 127, 129, 168, 197, 201
Ringelflechte 58, 173, 210f.
—, Ursache und Behandlung 210f.
Rohkost 197, 209, 230
Rohzucker 19f.
Rose 37, 48, 50, 52, 59, 61, 70f., 74f., 78, 81f., 126, 129f., 149, 153f., 156, 189, 195, 200, 205, 213, 221
Rosenöl 57f., 74, 113
Rosenwasser 74f., 119, 161
Rosmarin 43, 48, 56, 65, 73f., 76f., 80, 127, 153, 159, 166f., 175f., 179ff., 188, 195, 201, 207f., 210, 218f., 221, 226, 231
Röteln 192
Rückenmassage 92-97, 200
Rutin 149, 196

Salbei 48, 126, 164, 169, 179, 197f., 208, 215f., 224f.
Salz 158
Salzverbrauch 22
Sandelholz 37, 48, 52, 59, 69, 75, 77f., 81f., 116, 125f., 153f., 156, 163, 166, 186, 188f., 204, 213
Sassafraslorbeer 37
Sauerstoff 27f., 123
Sauerstoffmangel 28
Schachtelhalm 151, 172, 178, 181
Schafgarbe 160, 167, 170, 187
Scharlach 55
Schierling 46
Schilddrüse 48
Schlaf 33ff.
Schlaflosigkeit 33, 61, 65, 67f., 70, 78, 82, 153, 201, 211ff., 223

REGISTER

—, nervöse 51
—, Ursache und Behandlung 211ff.
Schlafmenge 34
Schlaftabletten 211
Schlüsselbereiche, Liste der 34f.
Schmerzen, arthritische 114
—, rheumatische 31
Schnittwunden 65, 83
Schnupfen 51
Schock 70, 74
Schulmedizin 41, 46, 155, 169, 220
Schuppen 58, 76f., 143, 177, 179f.
Schwäche, nervöse 64
Schwangerschaft 20, 45, 79, 126f., 215, 229
Schwangerschaftsmassage 126
Schwangerschaftsstreifen 126
Schwarzwurzsalbe 164
Schwellungen 88, 115, 201, 207,
Schwere, seelische und körperliche 83
Schwierigkeiten, sexuelle 78
Schwitzen 115
—, übermäßiges 68, 84, 173
Sehstörungen 205
Selbstheilungskräfte 30
Selbsthypnose 30
Selbstmassage 111
Selbstvertrauen, Mangel an 59, 201
Selleriesamen 160
Sesamöl 138f.
Sexualhormone, weibliche 48, 84, 203
Sexualität, Verlust der 222
Sexualtrieb 42
Sexualhormone, weibliche 224
Shampoos 179f.
Shiatsu 9, 201, 207
Shizophrenie 14f.
Silizium 171f., 181
Sinnesneuronen 41
Sodbrennen 218
Sojamilch 22
Sonnenbad 26f., 152, , 160
Sonnenbrand 218
Sonnenenergie 25
Sonnenschutzmittel 25
Sonnenschutzöle 138f.
Soor 68
—, vaginaler 213f.
Spannung, nervöse 75

Sport 23
Steifheit 131f.
Stillschwierigkeiten 215f.
Stimme, Verlust der 84
Stoffwechselstörungen 20, 150
Storchschnabel 205
Störungen, emotionale 78
—, hormonelle 205
—, seelische 59
Strahlen, ultraviolette 24, 26
Streß 11, 14, 34, 61, 92, 153ff., 162, 167, 169, 177, 181, 183f., 187, 205f., 208, 215, 221, 227, 229
emotionaler 14, 199

Tartrazin 15
Tastsinn 9
Testosteron 177
Teufelskralle 160
Thrombose 223
Thymian 40, 165ff., 173, 175, 179, 181, 188, 192, 198
Tiefenentspannung 222
Tiefschlaf 33f.
Traubensaft 189, 197
Trauer 67, 75
Trigonella 151

Übelkeit 56, 73, 75, 201, 205
Überdosierung 66
Umweltschäden 14
Unentschlossenheit 81
Unfruchtbarkeit 191
Unruhe, innere 68
Urin, Zurückhalten von 56

Vagina, Ausschlag in der 69
—, Trockenheit der 223
Vaginaabsonderungen, alkalische 214
Vakuum-Destillation 39
Vanille 52
Vegetarier 16
Verbene 55, 155
Verbrennungen 55, 57, 65, 77, 88, 217
Verdauung 218f., 230
Verdauungsbeschwerden 51, 53, 67f., 73
Verdauungsprobleme 22, 61
Verdauungsstörungen 63, 77, 218f.

REGISTER

—, Ursache und Behandlung 218f.
Verstauchungen 88, 115, 219
Verstopfung 56, 67, 75, 112, 194f., 220f., 230
Visualisierung des weißen Lichts 110f.
Vitamin A 90, 161
Vitamin B 150, 155, 165, 168, 203, 214, 221
—, Komplex 26, 161, 171, 181, 183, 187, 227
—, Mangel 202
Vitamin C 26, 149f., 154, 158, 161, 165, 168-171, 181, 183, 187, 196, 203f., 209, 221, 227
Vitamin E 90, 150, 180, 196, 221f.
Vitamin-Mangel 212
Vitaminpräparate 150
Vogelmiere 168
Vollwertkost 15, 19, 228

Wacholder 48, 52, 54, 58, 68, 72, 77-80, 110, 127ff., 135, 149, 153, 156, 160, 163, 167ff., 180, 186, 201, 204, 231
Wahnvorstellungen 76
Waldmeister 155
Wärme, Bedürfnis nach 72
Warzen 83
—, Ursache und Behandlung 221f.
Wechseljahre 45, 47f., 57, 84, 205, 222-225, 229
—, Beschwerden in den 61, 223f.
—, Ursache und Behandlung 224f.
Wehen 128
Weihrauch 30, 37, 52, 69, 72, 78, 80ff., 126, 129, 135, 154, 156, 188, 204, 226
Weinbrand 170
Weinessig 174
Weißfluß 55, 65, 67ff., 75, 79, 81
Weizen 179
Weizenkeim- Sonnenschutzöl 25
Weizenkeimöl 49, 91, 126, 138f., 144, 149, 217f., 222
Wermut 67

Windpocken 193
Winterdepression 24
Wirbelsäule, geschädigte 194, 205, 229
Wodka 73, 83, 141
Wunden 52, 55, 58, 61, 63, 65, 69, 77, 81, 225ff.
—, brandige 40
Wundschorf 73
Würmer 63

Ylang-Ylang 48, 54, 61, 65, 71, 81f., 126, 129, 135, 156, 213
Ysop 48, 67, 163f., 168, 183, 225

Zahnen 226
—, Schmerzen beim 61
Zahnfleischentzündung 57, 69, 84, 228
Zahnfleischerkrankungen 144, 227
Zahnschmerzen 61, 115, 228
Zahnstein 228
Zedernholz 126, 163, 204, 215
Zellulitis 55f., 229ff.
—, Ursache und Behandlung 229ff.
Zimmerdesinfektion 125
Zimt 171
Zink 203
Zink-Chelat 150
Zirbeldrüse 25
Zitrone 48, 52, 54ff., 58, 61, 64, 68, 71, 78, 81ff., 85, 91, 113, 126, 129, 149, 153, 160, 162, 171-174, 181f., 184, 186, 190, 192, 196, 198, 201, 208f., 211, 215f., 225f., 231
Zitronen-Honig-Getränk 170
Zitronenbalsam 154f., 187
Zitronenessenz 82f., 162, 222
Zitronenöl 225
Zitrus-Bioflavonoide 204
Zivilisationskrankheiten 36, 220
Zucker 15, 19f., 214, 230
Zukunftsangst 81
Zypresse 48, 52, 54, 64, 67f., 72, 79, 83ff., 126, 129, 149, 153, 156, 160, 167, 176, 184, 186, 196, 201, 204f., 224f., 227, 231
Zypressenöl 84